Reinas sin reglas

BÀRBARA MUNAR TORRES

Reinas sin reglas

Claves nutricionales para la salud
femenina a partir de los 40 años

Grijalbo

Papel certificado por el Forest Stewardship Council®

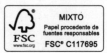

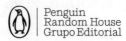

Primera edición: enero de 2023

© 2023, Bàrbara Munar Torres
© 2023, Penguin Random House Grupo Editorial, S. A. U.
Travessera de Gràcia, 47-49. 08021 Barcelona
© Ramón Lanza, por las ilustraciones

Printed in Spain — Impreso en España

ISBN: 978-84-253-6286-6
Depósito legal: B-20.236-2022

Compuesto en Pleca Digital, S. L. U.

Impreso en Romanyà Valls, S. A.
Capellades (Barcelona)

GR 6 2 8 6 A

A Joan, el mejor compañero de vida

Índice

Introducción

Somos dueñas de nuestra menopausia

Pese a que vivimos más de un tercio de nuestra vida sin menstruar,[1] la menopausia y el climaterio son los grandes desconocidos para la mayoría de las mujeres: son temas tabú, poco estudiados y envueltos en grandes mitos, generalmente negativos.

Por experiencia en consulta sé que son muy pocas las privilegiadas que saben cómo vivió la menopausia su madre. Podemos tener alguna idea, pero no recuerdos claros de conversaciones abiertas en las que ella nos explicara cómo se sentía, qué cambios notaba, qué remedios utilizaba para mejorar sus síntomas... Esto sucedía (y sucede) porque relacionaban la menopausia con la vergüenza y con el final de la feminidad. Durante siglos, fruto de estos pensamientos, la experiencia menopáusica nacía y moría en cada mujer guardada bajo llave, como un secreto feo que había que esconder de la sociedad. En estas páginas quiero hacer un poco de mamá para todas las generaciones que seguimos huérfanas de información válida, científica y contrastada, para ayudarnos a entrar con buen pie en esta etapa y vivir una menopausia libre, feliz y plena como verdaderas reinas sin reglas.

Para ello, hemos de conocer el concepto «menopausia», que, por supuesto, no es una enfermedad, sino un estado fisiológico como el embarazo o la adolescencia. Desde el punto de vista fisiológico es el estado en el que dejamos de ovular y, por tanto, de menstruar; podemos decir que estamos en la menopausia doce meses después de nuestra última regla, lo que suele suceder alrededor de los 50 años. El climaterio, en cambio, es un periodo de tiempo mucho más amplio que engloba diferentes etapas: premenopausia, perimenopausia, menopausia y posmenopausia. Si la menopausia dura un día, el climaterio, en cambio, puede durar hasta veinticinco años, de los 40 a los 65.

- El **fallo ovárico prematuro**, o la insuficiencia ovárica primaria, sucede cuando dejamos de tener la regla antes de los 40 años; en la mayoría de los casos se desconoce la causa de esta insuficiencia ovárica.
- La **menopausia precoz** es cuando dejamos de tener el periodo entre los 40 y los 45 años.
- La **premenopausia** son los años previos a la menopausia en los que podemos notar algunos síntomas (o no). Puede durar entre cinco y siete años.
- La **perimenopausia o transición menopáusica** también puede durar entre cinco y siete años. Suele empezar cuatro o cinco años antes del cese de la menstruación y acabar dos o tres años después del fin de la menopausia. Esta etapa puede transcurrir (o no) con más sintomatología.
- La **menopausia** es el día en que nos viene la última re-

gla, pero sabemos que estamos en la menopausia con retrospectiva, es decir, un año después del último sangrado. De manera que si hoy es el primer día de tu última regla, ya estás en la menopausia, pero no lo sabrás hasta de aquí un año. En España se da hacia los 50 o 51 años.

- La **posmenopausia** es la segunda etapa más larga después del climaterio. Empieza tras la menopausia y puede durar hasta los 65-70 años, cuando empezaría la senescencia.

- **Curiosidad:** El término «climaterio» todavía hoy es muy desconocido para la mayoría de las mujeres, de manera que los profesionales solemos utilizar los conceptos de «menopausia» y «climaterio» como sinónimos. De hecho, a lo largo de estas páginas, en muchas ocasiones utilizaré ambos términos como sinónimos.

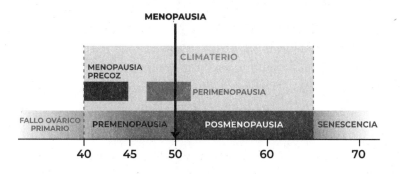

Para que quede claro, la vida fértil de una mujer dura una media de entre treinta y ocho y cuarenta años, y vivimos sin menstruar una media de treinta y cinco años, prácticamente el mismo tiempo que tenemos la regla. Sin embargo, poco se habla de la menopausia, y llegamos a ella con infinidad de interrogantes y miedos que nos condicionan.

Debemos saber que durante el climaterio se producen cambios evidentes. Nuestro sistema hormonal se modifica y, a causa de estas variaciones, se producen cambios físicos y psicológicos. Pese a ellos, capítulo a capítulo iremos viendo que la menopausia no es tan desagradable como la imaginamos y que puede ser una etapa maravillosa. En gran medida dependerá de nuestra actitud ante ella, de la información que manejemos y de nuestro estilo de vida. No hay más misterios. Siempre comento a mis pacientes que la mayor baza que tenemos en esta etapa es el conocimiento, porque el entendimiento del proceso nos ayudará a tomar conciencia y a realizar los cambios necesarios en nuestra alimentación y estilo de vida.

Muchas pacientes me explican que se sienten desorientadas en esta etapa, que acuden a profesionales que no las entienden y que les falta información. Estoy de acuerdo con ellas en que, pese a que hemos mejorado, queda mucho por hacer, pero también les hago esta pregunta: «¿Hablas de la menopausia y del climaterio?». El 95 por ciento responde que no habla con su entorno de cómo se siente, de cómo se encuentra, de los cambios que nota a nivel físico y de su estado anímico, de manera que seguimos repitiendo el error de nuestras madres: guardarnos la menopausia para nosotras. Como mujeres, tenemos la responsabilidad de transmitir nuestra experiencia para ayudarnos; esa sororidad que está tan en boga debemos ponerla en práctica empezando por hablar de cómo nos sentimos con nuestras amigas, parejas, entorno de trabajo... Esta normalización hará que tomemos conciencia de que todos estos cambios que notamos y vivimos son habituales y harán que nos sintamos más seguras del proceso.

Es cierto que, a lo largo de la historia, se ha relacionado la menopausia con la vejez, hecho que tenía un cierto sentido cuando la esperanza de vida estaba en los 60 años, muy cerca de la edad en que dejamos de menstruar, pero hoy, cuando dejamos de tener la regla, nos queda más de un tercio de la vida por disfrutar, de modo que es erróneo pensar que somos viejas y que «estamos acabadas», como me han dicho algunas pacientes en la consulta. Es una etapa más, una segunda adolescencia en la que se producen cambios, pero tenemos a nuestro favor que cada vez hay más profesionales sensibilizados con esta etapa y que estamos viviendo el climaterio en unos años en que la comunidad científica nos escucha y aboga por estudiar este proceso para ayudarnos a mejorar nuestra calidad de vida.

En este libro aprenderás lo que le sucede a nuestro cuerpo y estado de ánimo a partir de los 40 años y qué hacer para que los cambios que vamos a padecer, o que padecemos, nos afecten lo menos posible.

En estos años se produce un proceso de pérdida de masa muscular, enlentecimiento del metabolismo, resistencia a la insulina, sofocos, cambios de humor, aumento de grasa, pérdida de tono, etc. que se pueden mejorar con un estilo de vida y alimentación que te enseñaré en los siguientes capítulos. Todos estos signos y síntomas son reales, y hemos de aceptarlos, pero no resignarnos. Con información, conociendo los síntomas con antelación y cuidando nuestra alimentación y estilo de vida, podemos hacer un gran trabajo de prevención que nos ayudará al desarrollo de nuestro potencial y a sentir que somos dueñas de nuestra menopausia.

Como verás, podrás comer de todo libre de culpa. Cuando aumentamos de peso o tenemos más grasa localizada, el problema no lo genera un solo alimento, sino nuestro estilo de vida, que suele ser sedentario, con exceso de alcohol, falta de fruta y verdura, carencia de grasas saludables y una ingesta insuficiente de proteína. Es importante perder el miedo a la comida y librarnos de los mitos adquiridos con los años para mejorar nuestra relación con ella y sentirnos más enérgicas. Por último, te darás cuenta de que comer de forma equilibrada durante la menopausia es más fácil de lo que creemos y que no hay nada prohibido.

En resumen, en la menopausia dejamos de ovular, lo que conlleva que ya no podemos generar vida. Recuerda que la gran cantidad de energía que se iba con cada menstruación ahora está disponible para nosotras. Este cambio, lejos de ser un inconveniente, con los cuidados necesarios nos permitirá evolucionar como mujeres. A partir de los 40, tenemos un gran potencial. Esos años coinciden con nuestra mayor plenitud profesional, intelectual y de desarrollo personal, porque somos más que mujeres: somos reinas sin reglas.

1

Nutrición y menopausia

«¿Y ahora qué como?»

Cuando llegáis a consulta, muchas mujeres venís con una gran sobreinformación y un caos nutricional importante. Existen muchos motivos para este gran lío alimentario. El primero es que nos informamos a través de canales poco fiables, como pueden ser las redes sociales llevadas por pseudoexpertos. Estos «especialistas» basan su credibilidad en que han perdido 20 kilos, en la gran cantidad de seguidores que tienen o en las fotos del antes y el después de sus clientes. En muchos casos, con este currículum nos basta para empezar a seguirlos, y creernos todo lo que nos explican sin cuestionar la veracidad de sus afirmaciones ni contrastar lo que dicen. A veces, leemos en internet a especialistas de verdad, pero la gran cantidad de información que ofrecen, la dificultad de poner la teoría en práctica o nuestra falta de un conocimiento nutricional de base nos conducen a errores como, por ejemplo, comer menos de lo que nuestro organismo necesita. Por tanto, lo primero es informarnos en fuentes fiables enfocadas a nosotras y confiar en profesionales cualificados y con experiencia para alcanzar nuestro objetivo.

Otro de los motivos es que algunos datos veraces que leemos pueden ser útiles para un grupo de la población, pero no para nosotras, ya que, a partir de los 40 años, y debido a los cambios metabólicos y hormonales, no formamos parte de la población general. Por ejemplo, una nutrición con un 60-70 por ciento de los hidratos de carbono puede ser una alimentación correcta para una deportista de alto nivel, pero no para nosotras, que tenemos cierta resistencia a la insulina debido a los cambios hormonales y al paso de los años. Cuando leemos afirmaciones sobre nutrición, tenemos que ser más críticas y analizar a quiénes va dirigidas, porque somos mujeres de más de 40 años con unos cambios fisiológicos y metabólicos que una chica de 20 años no tiene, por lo que los requerimientos nutricionales y de estilo de vida han de ser diferentes. Somos un grupo poblacional especial que necesita una alimentación específica.

Debido a esta gran cantidad de información mal contrastada o aplicada a otros grupos poblacionales, llegamos al climaterio con un caos importante, y lo mejor que podemos hacer es pedir ayuda o informarnos bien para reordenar todas las pseudoverdades y entender cómo encajan en nuestra realidad de mujeres maduras y en los cambios metabólicos que vivimos durante esta etapa. Las dudas más habituales que encuentro en consulta están relacionadas con el consumo de grasas, proteínas e hidratos de carbono.

MIEDO A LAS GRASAS

El primer problema que me encuentro es el miedo a la ingesta de grasas. En la década de los noventa se hizo una aplicación muy reduccionista del papel de las grasas en nuestra composición corporal; se decía que eran la causa del aumento de grasa en el cuerpo sin tener en cuenta el metabolismo lipídico y específico de cada individuo, el estilo de vida, el exceso de azúcares libres de la alimentación, el estrés, la calidad del sueño, la edad, el ejercicio... Se limitaba a que eran grasas, el macronutriente que más kilocalorías tenía por gramo ingerido (9 respecto a las 4 kilocalorías que nos aportan los hidratos de carbono y las proteínas). A partir de esta idea se declaró una guerra abierta a las grasas, empezaron a ponerse de moda los alimentos bajos en grasa o *light* y las dietas en que se estigmatizaban y eliminaban estos macronutrientes de forma indiscriminada.

Como resultado de esta campaña, treinta años después sigo recibiendo a diario a pacientes con un pavor infundado hacia los lípidos. Una frase que suelo oír muy a menudo en consulta es «No entiendo por qué subo de peso, si no como grasas ni fritos, y casi no uso aceite para cocinar». Reina, es probable que aumentes de peso porque, como has reducido las grasas, ingieres un exceso de otros macronutrientes, como los hidratos de carbono refinados (pasta, pan, dulces...) que se acumulan en forma de grasa en la zona media debido a los cambios hormonales, tan comunes a nuestra edad.

El papel de las grasas en esta etapa es esencial. En primer lugar, por su vaciamiento gástrico lento, es decir, tardamos más en digerirlas, de manera que aportan mucha saciedad. Asimismo, al favorecer una digestión lenta, pasan a la sangre más despacio que los hidratos de carbono refinados, y contribuyen a regular la glucemia, lo que, con el paso de los años, nos ayudará a prevenir la diabetes tipo 2 asociada a la menopausia. También son indispensables para la absorción de vitaminas liposolubles (A, D, E y K) y esenciales para el buen funcionamiento de las membranas de las células, lo que tiene una gran importancia para el metabolismo y la acción hormonal. Por último, las grasas (sobre todo el colesterol) son la base para sintetizar (crear) hormonas esteroideas como los estrógenos y la progesterona, pues en esta etapa nuestro cuerpo tiende a producir menos hormonas. Si además no le aportamos la materia prima que necesita (colesterol), favorecemos el problema, por lo que debemos consumir suficientes grasas para que nuestro organismo tenga el sustrato que precisa durante la producción hormonal.

A partir de los 35 años, nuestro pico hormonal de estrógenos empieza a reducirse, y se produce un relativo incremento de los niveles circulantes de andrógenos (hormona masculina). Debemos ayudar al cuerpo a través de la alimentación y proporcionarle los sustratos necesarios para que siga sintetizando hormonas femeninas, lo que nos permitirá estabilizar de forma suave el sistema hormonal, los cambios de humor asociados a esta etapa, la inflamación de bajo grado y a reducir el contorno abdominal que tanto nos molesta a partir de los 40 años, que conlleva un mayor riesgo cardiovascular.

Hay que tener en cuenta que no todas las grasas son iguales. En esta etapa nos interesan las cardiosaludables, que podemos encontrar en fuentes alimenticias vegetales como el aceite de oliva, los frutos secos, el aguacate, las semillas o el pescado azul. Por el contrario, es aconsejable reducir, no eliminar, las grasas saturadas presentes en carnes y otros alimentos, mientras que las que podemos excluir del todo son las trans o hidrogenadas que encontramos en los alimentos ultraprocesados y en la bollería industrial. Estos lípidos solo reportan problemas a nivel metabólico y no son saludables.

En esta etapa, debido a su funcionalidad a nivel antiinflamatorio y de formación de nuevas hormonas, es aconsejable tomar grasas a lo largo del día. Durante el climaterio, hay que estudiar cada caso en función de su metabolismo, nivel de inflamación..., pero las grasas suelen ocupar entre un 30-50 por ciento de la alimentación.

Tipos de grasas

Es importante consumir ácidos grasos **monoinsaturados** que encontraremos en aceites vegetales como el de oliva. Son una gran fuente de vitaminas liposolubles (A, D, E y K) y ayudan a reducir el colesterol malo (LDL) y a mejorar el colesterol bueno (HDL). También favorecen la absorción de calcio, con lo que mejoraremos la salud ósea, y tienen un gran poder antioxidante, lo que reduce la inflamación de bajo grado asociada a esta etapa. Es aconsejable tomar unos 40-50 gramos al día, que equivale a unas tres o cuatro cucharadas soperas, que podemos utilizar para cocinar y aliñar.

Los ácidos grasos **poliinsaturados** son los omega 3 y omega 6, que hemos de tomar a través de la alimentación. Los omega 3 se encuentran en el pescado azul (sardinas, jurel, caballa, atún, salmón...) y en algunos tipos de algas, mientras que los omega 6 están en frutos secos, algunos aceites vegetales y semillas. En el climaterio, los ácidos grasos que más nos interesan son los omega 3 porque nos ayudan a reducir la inflamación, los dolores articulares y el riesgo cardiovascular que aumenta en la mujer a partir de los 50-55 años. Para cubrir nuestros requerimientos en el climaterio, aconsejo tomar pescado azul al menos dos veces por semana y uno o dos puñados de frutos secos o semillas al día, unos 15-30 gramos por ración. Los ácidos grasos poliinsaturados que menos abundan en la alimentación y que tienen un gran potencial saludable en la fase menopáusica son el eicosapentaenoico (EPA) y el docosahexaenoico (DHA), que podemos encontrar en el pescado azul y en algunas algas.

Otros ácidos grasos son los **saturados**. Los podemos distinguir porque, a temperatura ambiente, son sólidos y suelen ser de origen animal. Los encontramos en la carne, la mantequilla, la leche, el queso, los huevos... En exceso, pueden no ser saludables, pero en algunos estudios no encuentran una relación directa entre su consumo y un aumento del riesgo cardiovascular. No hay que abusar de ellos y, si es posible, en caso de tomar demasiados, podemos cambiar su consumo por el de ácidos grasos poliinsaturados.[1, 2]

Para terminar, los ácidos **transaturados** los encontramos en carnes y alimentos ultraprocesados, como embutidos, salchichas, *meat burgers*... También se hallan en grasas vegetales como la margarina o el aceite de palma (alrededor del 50 por ciento de su composición son grasas saturadas), lo que aumenta los niveles de colesterol sanguíneo y el riesgo cardiovascular que en esta etapa tendemos a aumentar por los cambios hormonales, de estilo de vida y por el enlentecimiento del metabolismo. Se usan mucho en margarinas, helados, bollería, salsas... y podemos encontrarlos con otros nombres: grasa vegetal, manteca de palma, estearina de palma, aceite vegetal hidrogenado, etc. Recomiendo que leas bien las etiquetas para detectarlo y que tenga una presencia anecdótica en tu alimentación.

LAS PROTEÍNAS SON IMPRESCINDIBLES

Tras la década de los noventa, les tocó el turno a las proteínas, estigmatizadas porque se decía que dañaban los riñones y el hígado. Esta afirmación solo es verdad si se tienen patologías renales o hepáticas. Si no las hay, el consumo de proteínas es seguro y, además, su ingesta es esencial, porque tendemos a perder masa muscular[3] asociada a la edad y a la disminución progresiva de los estrógenos y la testosterona. De igual forma, existen otros mecanismos que ayudan a la pérdida de masa muscular, como la falta de actividad física —de la que hablaremos en los próximos capítulos—, la proteólisis (mayor degradación de proteínas que en su síntesis, lo que deriva en pérdida de masa muscular), la apoptosis (muerte celular programada) y la mala alimentación.[4]

La pérdida de masa muscular durante la menopausia juega en nuestra contra, pero debemos priorizar su mantenimiento, pues nos ayudará a tener un sistema inmunitario fuerte, a no perder fuerza ni movilidad articular y a prevenir caídas y fracturas óseas. Su disminución está directamente relacionada con un enlentecimiento del metabolismo en reposo (REE).[5]

En cuanto a la alimentación, una correcta ingesta de proteínas a lo largo del día es una herramienta de fácil acceso que nos puede ayudar a cubrir los requerimientos que tenemos en esta etapa y a frenar la pérdida de masa muscular. Las proteínas, a través de sus aminoácidos, son el ladrillo de nuestro cuerpo, ya que nos ayudan a crear estructuras: piel, cabello, uñas, hormonas, enzimas, masa muscular... Si las unimos a un trabajo de fuerza, nos ayudarán a reducir la pérdida de músculo, tan habitual en la mujer madura. Asimismo, saber con antelación que este proceso de pérdida de masa muscular se inicia en la cuarentena y se evidencia a los 50 años nos ayudará a reducir la morbimortalidad asociada a esta pérdida de musculatura[6] y a mejorar nuestra calidad de vida durante la senescencia.

Para prevenirla, es importante cubrir nuestras necesidades proteicas, entre 1,2-2 gramos de proteína por kilo de peso corporal y día en las mujeres a partir de los 40 años, dependiendo de la actividad física, masa muscular, objetivos... Asimismo, como profesional recomiendo repartir esta ingesta a lo largo del día, un poco en cada comida, para mantener los niveles de aminoácidos en sangre y frenar esta disminución de músculo. Sobre el papel esto parece muy fácil, pero te aseguro que aumentar la ingesta de proteínas es el gran caballo de batalla que tengo con mis pacientes. Os cuesta comer la cantidad de proteína que necesitáis: muchas veces os parece demasiada comida y otras, tenéis miedo a engordar. En realidad lo que sucede es que, si no cubrís los requerimientos nutricionales, perderéis masa muscular y aumentaréis el porcentaje de grasa.

En otros capítulos te explicaré cómo y cuándo añadir proteínas de alta calidad a la alimentación.

Tipos de proteínas

Las proteínas de origen animal se encuentran en el pescado, la carne, los productos lácteos (como la leche y sus derivados) y los huevos, mientras que las proteínas vegetales podemos ingerirlas a través de las legumbres, los frutos secos, las semillas, el seitán, la soja y sus derivados, como la heura, el tempe o el tofu.

En cuanto a la eterna controversia de si son mejores las proteínas animales o las vegetales, mi consejo es que las combinemos para obtener los aminoácidos esenciales en las proporciones correctas. De todos modos, hay que saber que las proteínas animales, en general, tienen un mayor índice de digestibilidad, por lo que absorbemos mejor el nitrógeno de sus aminoácidos y eso nos facilita la formación de masa muscular.

En resumen, si somos vegetarianas, es correcto que solo consumamos proteínas vegetales, pero debemos tener en cuenta que hay que combinar diferentes tipos de proteínas para adquirir todos los aminoácidos esenciales en las proporciones correctas. En cambio, si somos omnívoras, es más fácil adquirir todos los aminoácidos, ya que las proteínas animales tienen una mejor asimilación y favorecen más la síntesis proteica y la mejora de la masa muscular siempre que realicemos un entrenamiento de fuerza.

Hidratos de carbono, ni tan malos

Tras las grasas y las proteínas, en la actualidad hemos declarado la guerra a los hidratos de carbono. Se han estigmatizado tanto que en consulta me encuentro con pacientes que me piden planes nutricionales que no los contengan. Piensan que eliminándolos de su alimentación perderán peso de forma rápida y eficaz, lo que puede resultar, porque el no ingerirlos nos ayuda a perder agua muy rápidamente, pero el problema de este tipo de dietas es que harán que nos sintamos cansadas, con falta de energía, no crean adherencia (son difíciles de seguir) y, cuando las abandonamos, volvemos a los hábitos nutricionales anteriores y recuperamos los kilos perdidos y algunos más. Es mejor comer de todo en las raciones adecuadas que eliminar grupos de alimentos, pues lo único que favorecerá es que los percibamos como prohibidos y empeoremos nuestra relación con la comida.

También debemos tener en cuenta que la deficiencia de estrógenos asociada a la menopausia y el envejecimiento puede favorecer el desarrollo de diabetes tipo 2 (enfermedad en la que la persona tiene un nivel alto de azúcar en sangre que causa fatiga, aumento de hambre o sed, más infecciones, riesgo cardiovascular, hipertensión...). Pese a que en el climaterio existe una predisposición fisiológica al desarrollo de este tipo de diabetes, hay otros factores relacionados con su aparición que podemos controlar, como la actividad física, la alimentación, la ingesta de alcohol, el tabaco...[7]

En cuanto a la alimentación, es importante que regulemos las glucemias desde que nos levantamos hasta que nos vamos a dormir. Una manera muy sencilla es cuidar la calidad de los hidratos de carbono que ingerimos. Debemos tener claro que son una fuente muy importante de fibra, regulan la glucemia y aportan saciedad. También son una fuente de vitaminas y minerales que ayudan a reducir la oxidación celular y a controlar los niveles de colesterol y triglicéridos en sangre, mejoran el sistema inmunitario y favorecen el buen funcionamiento de nuestro organismo. Además, son una gran fuente de azúcares (simples y complejos), el mayor energético natural que podemos ingerir.

Tipos de hidratos de carbono

- **Fruta y verdura.** Durante el climaterio son la base de la alimentación por su gran aporte de fibra, vitaminas y minerales, lo que aporta saciedad y regula la glucemia, lo que ayuda a prevenir la diabetes tipo 2. Recomiendo tomar cuatro o cinco raciones de vegetales al día, sin temor a ninguno de ellos. Lo remarco, porque me lo

preguntáis cada día en consulta: la zanahoria o la calabaza no engordan: se pueden comer hervidas o crudas
sin temor a su índice glucémico o a que favorezcan el
aumento de peso. Lo mismo puedo decir de diferentes
frutas como la uva, el mango, la piña, el plátano o cualquier otra que se te pase por la cabeza. La fruta no engorda, lo que nos hace aumentar de peso o acumular
grasa es no realizar actividad física de forma habitual o
ingerir un exceso de calorías respecto a lo que gasta el
metabolismo a diario. Que no te engañen: no ha llegado el día en que haya visto en consulta a una paciente
que haya aumentado de peso por un exceso de zanahorias hervidas o por comer demasiados plátanos o uva.
Es importante que no lo olvides, porque hay muchos
mitos en torno a la fruta y la verdura.

En cuanto a qué fruta es mejor, siempre recomiendo la de temporada, porque nos ofrece lo que el organismo necesita en ese momento del año. Las de verano
tienen más agua y carotenos para mejorar la hidratación y proteger la piel de la exposición solar, mientras
que las de invierno son más ricas en vitamina C para
mejorar nuestro sistema inmunitario. Lo ideal es alter-
nar las frutas y las verduras de temporada para ingerir
más variedad de vitaminas y minerales.

Del mismo modo, siempre es mejor una fruta ente-
ra que en zumo, ya que nos aporta más saciedad al ingerir también la fibra. Imagina que te vas a comer una
naranja: la pelas, te la comes a gajitos, masticas y tardas
como mínimo cinco minutos en acabar. El comerla con

toda la fibra y masticarla hace que nos sacie más que si la tomamos en zumo. De hecho, hay que tener en cuenta que beber un zumo de naranja no es una naranja. En realidad, es el zumo de varias naranjas que nos bebemos en treinta segundos, sin la pulpa (la fibra) y sin masticarla, lo que no nos sacia. Al eliminar la fibra, ingerimos el azúcar libre, este pasa más rápido a la sangre y aumenta las glucemias. Un día no pasa nada, pero si cada día, en lugar de fruta, bebemos su zumo, estaremos favoreciendo la alteración de glucemias a diario, lo que fomenta el desarrollo de diabetes tipo 2, ya que en el climaterio es más fácil que desarrollemos la resistencia a la insulina.

• **Cereales.** Es mejor que sean siempre integrales (arroz, pasta, pan...) porque contribuyen a regular las glucemias. En este grupo también encontramos las legumbres —garbanzos, lentejas, habas, judías, soja...—. Recomiendo tomar entre una y tres raciones al día durante la menopausia sin temor a aumentar de peso o a retener grasa. No te preocupes, aportan muchas vitaminas, minerales, fitoestrógenos y fibra que sacian y ayudan a completar el resto de las proteínas que tomamos durante el día.

• **Hidratos de carbono refinados**, como la pasta no integral, el pan blanco, los dulces, la bollería industrial... Estos hidratos alteran las glucemias y se acumulan en forma de grasa en la zona media (la barriga), lo que aumenta el riesgo cardiovascular y el desarrollo de diabetes. Pese a que no tienen un efecto positivo a nivel metabólico, tampoco están prohibidos en esta etapa, aunque su presencia ha de ser anecdótica: una vez a la semana o cada quince días.

Cambia de chip. Ningún alimento está prohibido

Como ves, es normal llegar al climaterio con un lío monumental de lo que es saludable y lo que no. Si a esta cronología histórica de la estigmatización de los macronutrientes le añadimos que se habla poco de la alimentación en esta etapa, es normal que pensemos que todo es malo, que no se puede comer nada y que todo nos hace aumentar de peso.

Tranquila. Como has leído, la realidad de la alimentación no es tan dicotómica, tan blanco o negro, ya que cada macronutriente tiene su función en esta etapa y es imprescindible durante la menopausia. Para que te hagas una idea general, en la página siguiente te dejo una tabla con los grupos de alimentos y su frecuencia de consumo orientativa durante el climaterio (las cantidades son aproximadas, dirigidas a mujeres omnívoras durante esta época de la vida).

Grupo de alimentos	Frecuencia de consumo
Hidratos de carbono de cereales: pan y pasta integral...	1-2 raciones al día
Frutas	2-3 raciones al día
Verduras	2-3 raciones al día
Pescado azul	2-4 raciones a la semana
Pescado blanco	2-4 raciones a la semana
Carne blanca	2-4 raciones a la semana
Carne roja	1-2 raciones a la semana
Tofu, soja, tempe, seitán...	2-4 raciones a la semana
Huevos[8]	2-7 veces a la semana
Legumbres	2-4 raciones a la semana
Frutos secos o semillas	5-14 raciones a la semana
Lácteos y derivados	1-3 raciones al día
Aceite de oliva	3-5 raciones al día
Dulces o ultraprocesados	Máximo una vez a la semana o cada 15 días

Las raciones son orientativas para mujeres omnívoras durante el climaterio.

2

Aumento de peso

«Siento que solo con respirar engordo»

En la entrevista inicial con mis pacientes, lo primero que suelo preguntar es el titular, es decir, el motivo o desencadenante que las ha llevado a ponerse en manos de un profesional. El 99 por ciento de las mujeres que acudís a consulta lo hacéis por un «aumento de peso inexplicable comiendo lo de siempre». Esto os genera frustración y malestar y, unido a los mitos que hemos visto en el capítulo anterior, os provoca desmotivación y desorientación: no sabéis qué comer porque pensáis que todo engorda.

Este aumento de peso no es inexplicable. A partir de los 35-40 años, el metabolismo empieza a cambiar por dos vías: por un lado, el pico hormonal femenino llega a su cúspide a los 35 años y, a partir de ahí, los niveles hormonales comienzan a disminuir. Ese descenso afecta a nuestro metabolismo de los lípidos y de los hidratos de carbono,[1] es decir, necesitamos más grasas, más proteínas y menos hidratos de carbono que antes. Por otro lado, con el paso de los años, el metabolismo tiende a enlentecerse una media de un 10 por ciento cada diez años a partir de los 30 y, por ese motivo, durante la premenopausia y transición menopáusica, solemos ganar grasa y perder masa muscular[2] aunque comamos lo de siempre.

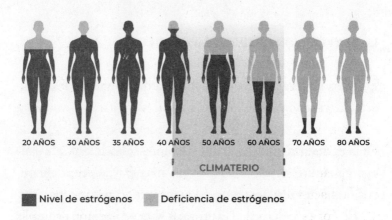

20 AÑOS   30 AÑOS   35 AÑOS   40 AÑOS   50 AÑOS   60 AÑOS   70 AÑOS   80 AÑOS

CLIMATERIO

■ Nivel de estrógenos   ■ Deficiencia de estrógenos

Por ejemplo, si a los 40 años una mujer necesita ingerir 2.000 kilocalorías diarias, una década después, con los cambios hormonales, necesitará un 10 por ciento menos de kilocalorías. Es decir, a los 50 años necesitará unas 1.800 kilocalorías. Si continúa comiendo igual que hace diez, sin cambios en el reparto de macronutrientes e ingiriendo la misma cantidad de energía, estará comiendo una media de 200 kilocalorías más al día, que al cabo de doce meses pueden traducirse en 6-8 kilos más en la báscula.

Es importante explicar que el cálculo anterior se ha hecho sin tener en cuenta otros factores que en esta etapa pueden aumentar la tasa metabólica (las kilocalorías que necesitamos en un día), como la mejora de la masa muscular a través de la actividad física y de una correcta alimentación, pero nos sirve para entender que, comiendo lo mismo que antes, si no entrenamos ni hacemos cambios en la alimentación, podemos acumular grasa de forma muy rápida sin saber cómo.

LA DISTRIBUCIÓN DE LA GRASA

La grasa visceral —una grasa interna que envuelve los órganos, relacionada con problemas cardiovasculares— aumenta o disminuye, además de por la alimentación y un estilo de vida sedentario, por los niveles de hormonas. Es decir, cuantos más andrógenos y testosterona, más grasa visceral tenderemos a acumular; cuantos más estrógenos, menos grasa interna. Por eso, debido a las características hormonales (más estrógenos), las mujeres en edad fértil acumulan más grasa en los glúteos y las caderas para asegurar la viabilidad del feto en caso de quedarse embarazadas, mientras que los hombres, debido a los andrógenos, acumulan más grasa en la cintura y en la barriga. De ahí que ellos tengan mayor incidencia de problemas cardiovasculares si se comparan con las mujeres fértiles.

Esto cambia cuando nos acercamos a los 50-55 años, momento en que se evidencian los efectos del descenso hormonal iniciado a los 35-40 años. Como resultado de estos cambios, se reducen los niveles de estrógenos y nos exponemos a una influencia relativa de los andrógenos (testosterona) que tenemos de forma natural, por lo que empezamos a notar que hay una redistribución de la grasa: acumulamos menos en glúteos y piernas y, en cambio, el tejido graso se sitúa alrededor de la cintura, lo que favorece el aumento del colesterol sanguíneo y el riesgo cardiovascular, tanto en premenopáusicas como en posmenopáusicas.

Asimismo, a partir de los 40 años el descenso hormonal también afecta al metabolismo y puede producir una alteración de la tolerancia a la glucosa o dislipidemias[3] lo que puede provocar problemas de salud si no los prevenimos (o si no los cuidamos, una vez los padecemos). Pueden ser el desarrollo de la resistencia a la insulina, un aumento de la presión arterial, obesidad central y peores resultados en las analíticas de colesterol, triglicéridos, HDL y LDL. Todo este cuadro se conoce como **síndrome metabólico**, y puede predecir el desarrollo de diabetes tipo 2 y 1 y problemas cardiovasculares,[4] pero también cambios en nuestra figura[5] que nos afectan a nivel emocional porque no nos reconocemos en la imagen que nos devuelve el espejo.

En resumen, a partir de los 40-50 años cambian nuestro metabolismo y la distribución de la grasa, y por eso tenemos más riesgo cardiovascular y de enfermedades metabólicas (diabetes, dislipemia...). Las buenas noticias son que todos estos posibles problemas —y en buena parte los cambios estéticos, de energía y anímicos que comportan— se pueden evitar, atenuar o revertir siempre que estemos dispuestas a cambiar nuestros hábitos de alimentación y a hacer ejercicio (capítulo 10).

Síntomas de un metabolismo lento

Ya sabemos que nuestro metabolismo de grasas e hidratos de carbono es distinto en esta etapa debido al paso de los años y a los cambios hormonales. Fruto de estos cambios, nuestro nivel de energía también puede descender y al sentirnos más cansadas, reducimos la actividad diaria con lo que favorecemos la pérdida de masa muscular derivada de no movernos o movernos menos que antes. Es muy importante prestar atención a este dato porque el músculo es metabólicamente activo, es decir, es un tejido que para su mantenimiento necesita más energía (kilocalorías) que la grasa. Por tanto, hemos de entender este efecto dominó: si perdemos masa muscular por el paso de los años (sarcopenia), si comemos insuficiente proteína y nos movemos menos, la grasa aumentará con mayor facilidad y la tasa metabólica basal descenderá (necesitamos menos energía). Es decir, gastamos menos kilocalorías y el metabolismo se enlentece.

Pero no vemos los cambios metabólicos, solo el resultado, que, en muchos casos, es un aumento de grasa. Lo primero que solemos hacer es tomar malas decisiones en cuanto a la alimentación. El error más habitual es que contamos las kilocalorías de los alimentos que ingerimos, en lugar de centrarnos en la calidad de lo que comemos. Muchas pacientes llegáis a la consulta consumiendo menos de 1.000 kilocalorías al día, cansadas, de mal humor y, aun así, aumentando de peso y grasa porque estáis perdiendo masa muscular. En estos casos, el metabolismo se va enlenteciendo.

El primer síntoma de un metabolismo lento es que, cuando intentamos bajar de peso y perder grasa, no podemos o nos cuesta, pero si realizamos una ingesta energética adecuada a nuestra actividad, composición corporal, edad... nuestro porcentaje de grasa y nuestro peso aumentan. Otros síntomas de que nuestro metabolismo se ha enlentecido pueden ser dolores de cabeza recurrentes, presión arterial baja y sensación de frío constante, pese a que los demás no tienen. Otro signo muy habitual es el estreñimiento. Como comemos poco porque queremos adelgazar, el bolo alimenticio viaja más despacio de lo normal por el intestino delgado porque el organismo quiere aprovechar al máximo los pocos nutrientes que le aportamos. Cuando llega al intestino grueso, el bolo también viaja muy lento, de manera que se absorbe más agua de lo habitual, lo que provoca que las heces sean más secas y duras.

No te preocupes: un metabolismo enlentecido durante el climaterio se puede rehabilitar si se cambia la alimentación y se aumenta de forma progresiva la ingesta de proteínas, grasas e hidratos de carbono de calidad, a la vez que se realiza un trabajo de fuerza para mejorar la masa muscular. Durante este proceso de rehabilitación quizá aumentes de peso, pero irás perdiendo contorno, es decir, estarás reduciendo grasa y mejorando la masa muscular.

Otro error lo cometemos al hacer la compra. Cuando leemos las etiquetas, nos fijamos antes en las kilocalorías del producto que en su calidad. Es importante no prestar tanta atención a las calorías porque, si solo nos fijamos en la energía que aportan, alimentos imprescindibles como el aceite de oliva (884 kilocalorías por 100 gramos), los frutos secos (500-700 kilocalorías por 100 gramos) o las legumbres secas (200-350 kilocalorías por 100 gramos) dejarían de entrar en nuestra lista. Son alimentos muy importantes durante el climaterio por su gran aporte de vitaminas, minerales, grasas cardiosaludables, fibra... En definitiva, tienen una cierta densidad energética, pero una gran calidad nutritiva a la que debemos prestar más atención.

Como dietista, considero muy importante aprender a leer las etiquetas de forma fácil y rápida para mejorar la calidad de los alimentos que incluimos en la cesta de la compra. Si bien es cierto que la mejor manera de hacer la compra es centrarse en alimentos naturales que no lleven etiqueta, nuestra realidad como mujeres del siglo XXI es que somos madres, esposas, trabajadoras, cuidadoras de familiares dependientes... a la vez que mujeres independientes que necesitamos espacio para nosotras, lo que nos deja menos tiempo del que tenían nuestras abuelas para dedicar a la cocina. En este sentido, los productos procesados —como cremas preparadas, verduras congeladas, legumbres en conserva, etc.— pueden ayudarnos a reducir el tiempo en la cocina a la vez que nos permiten comer de forma saludable. Pero, para ello, hay que saber leer las etiquetas.

Método DECA169 para leer etiquetas

Cuando enseño a leer las etiquetas a mis pacientes, lo primero que observo es que miráis las calorías. Estamos obsesionadas con ellas, y si vemos que un producto tiene mucha energía, solemos dejarlo en el estante, aunque sea saludable. Sin embargo, con el método **DECA169** aprendemos que las calorías son un tema secundario.

DECA es el sistema que diseñé para mis pacientes y que

aplico a diario en consulta para que, de forma rápida, mis reinas sepan si están escogiendo bien los productos de la compra en el supermercado. Como cualquier método simplificado, tiene sus errores y carencias, pero como sistema nemotécnico y básico nos ayuda a no fijarnos en la energía de los productos, sino en su calidad, y puede poner una barrera a la compra de productos ultraprocesados o mal formulados. He comprobado en consulta que, a la larga, este sistema, lejos de empeorar nuestra lista de la compra, nos ayuda a mejorarla y, con ello, a reducir la ingesta de azúcares libres (prevención de la diabetes) y de grasas hidrogenadas (prevención de las hiperlipidemias).

DECA es un acrónimo que hace referencia a las características que ha de cumplir un etiquetado nutricional. Los ingredientes han de estar en orden **D**ecreciente, ha de ser **E**ntendible y **C**orta y, por último, no ha de llevar o ha de tener pocos **A**ditivos. El 169 hace referencia a los aditivos que aconsejo disminuir. Un buen producto ha de cumplir, al menos, tres de las cuatro propuestas.

DECA = Decreciente + **E**ntendible + **C**orta + **A**ditivos

Los ingredientes siempre se describen en orden **decreciente**. Si compramos una crema de calabaza, el primer ingrediente que hemos de leer es la calabaza, porque se ordenan de mayor a menor cantidad. En este sentido, es importante tener en cuenta que hemos de intentar reducir la compra de productos que, en su lista de ingredientes, tengan el azúcar en los primeros puestos. El motivo, como sabes, es que en esta eta-

pa tendemos a padecer resistencia a la insulina, una hormona que, entre algunas de sus muchas funciones, facilita que
las células aprovechen el azúcar que ingerimos y que lo trans-
formen en energía (ATP, siglas en inglés del adenosín trifos-
fato, un nucleótido fundamental en la obtención de energía celular). Si hay resistencia a la insulina, este azúcar no
entra en la célula, no se transforma en ATP, y se acumula en
forma de triglicéridos, lo que conlleva un aumento de posibilidades de padecer enfermedades del corazón, hiperlipidemias, diabetes, síndrome metabólico... El consejo que doy a
todas mis pacientes es que intentemos limitar el consumo
diario de azúcar libre (o añadido) a no más de 20-25 gramos
al día.

Otro apunte que hay que tener en cuenta y que genera
confusión es que no es lo mismo el azúcar libre o añadido que
el intrínseco o el que está en los alimentos. Por ejemplo, si
una manzana de 200 gramos llevara etiqueta, veríamos que
tiene 22 gramos de glúcidos, pero no los contabilizaremos
dentro del consumo de azúcar libre porque forma parte de la
matriz alimentaria de la manzana; es decir, ninguna industria
ha añadido ese azúcar a la manzana. Por tanto, son azúcares
de la fruta.

Asimismo, la etiqueta ha de ser **entendible**. Como consu-
midoras con poco conocimiento en bromatología, debemos
reconocer los ingredientes de las etiquetas. Si los conocemos
y los encontramos de forma habitual en una cocina, quizá
será un alimento procesado apto durante el climaterio. Un
ejemplo que utilizo con mis pacientes es el de las sardinas en
conserva. Si al leer la etiqueta el producto solo lleva sardinas

y aceite de oliva, todas lo entendemos y, por tanto, es un procesado válido para la compra.

Recomiendo que el listado de ingredientes sea **corto**, porque facilita el punto anterior (entendible) y damos menos posibilidades a la industria de añadir aditivos. Una cifra recomendable es que no tenga más de cinco o seis ingredientes, pero esta regla, como todas, tiene sus excepciones. Si compramos una bolsa de verduras congeladas, es probable que lleve más de cinco ingredientes, pero si entendemos el listado, podremos incluir ese producto en nuestra lista de la compra.

Los **aditivos** son sustancias que la industria alimentaria añade a los alimentos para mejorar sus características. En las etiquetas los reconoceremos porque suelen estar al final del listado de ingredientes. En Europa, su nomenclatura se define por una E más un número de tres cifras que va del 100 al 900, y el 14XX. Muchos aditivos pueden ser necesarios —como los conservantes, que alargan la vida útil del alimento, y los antioxidantes, que evitan que se oxiden al entrar en contacto con el oxígeno, el calor o la luz. Pero otros aditivos como los colorantes, los potenciadores de sabor y los edulcorantes no tienen una función justificada. Solo hacen más atractivo el producto (colorantes) o aumentan nuestro umbral de sabor, como los potenciadores y los edulcorantes. Estos tres últimos aditivos —E-1XX, E-6XX y E-9XX— recomiendo evitarlos. Acuérdate del número 169 y recordarás qué aditivos aconsejo reducir durante el climaterio.

Tipos de aditivos

Los destacados en negrita y cursiva son los que deberías reducir en la lista de la compra:

- **_E-1XX o colorantes._** Su función es colorear los alimentos para hacer más atractivo el producto y que sea más apetecible. Encontramos colorantes naturales como la cúrcuma o el carmín de cochinilla (E-100 y E-120, respectivamente) y artificiales. Pongamos como ejemplo una crema de calabaza. ¿Verdad que la calabaza tiene un color precioso y maravilloso? Por tanto, no es necesario añadirle colorante. Intentemos reducir los productos E-1XX, ya que no aportan una funcionalidad tecnológica justificada.
- **E-2XX o conservantes.** Ayudan a que microorganismos como las bacterias y los hongos no proliferen, alargando la vida útil del alimento, lo que nos permite guardar más tiempo esa crema de calabaza en la nevera y usarla cuando la necesitemos sin riesgo a intoxicarnos.
- **E-3XX o antioxidantes.** Alargan la vida del alimento y evitan su oxidación. Los más conocidos son el ácido ascórbico (E-300) y el ácido cítrico. Su función tecnológica está justificada.
- **E-4XX.** Estabilizantes, emulgentes, espesantes, gelificantes y emulsionantes. Mejoran la textura y emulsionan los ingredientes difíciles de mezclar, como el aceite con el vinagre. Los podemos encontrar en vinagretas,

por ejemplo. Cuidado con las vinagretas: a veces llevan azúcar.

- **E-5XX.** Acidulantes, gasificantes, correctores de la acidez y antiaglomerantes.
- **E-6XX o potenciadores del sabor.** Uno de los más usados en la industria es el glutamato monosódico E-621. Todos los E-6XX se caracterizan porque aumentan los niveles de palatabilidad, favoreciendo la adicción al producto y que comamos más. Suelen estar presentes en los ultraprocesados, la comida china, las aceitunas, algunos frutos secos y productos con mucha sal. En caso de hipertensión arterial, no estarían recomendados. Asimismo, se está estudiando que el consumo de E-621 podría estar relacionado con el aumento de los sofocos. Te aconsejo que, si tienes calores, reduzcas su consumo.
- **E-9XX o edulcorantes.** Muy presentes en los ultraprocesados y en los alimentos que llevan grasas hidrogenadas y trans, como la bollería industrial con la etiqueta «*light* o bajo en azúcar». Al igual que los potenciadores de sabor, favorecen que comamos más de lo recomendable y facilitan el consumo de «grasas malas», que aumentan el riesgo cardiovascular, que ya de por sí, debido a nuestros cambios metabólicos y fisiológicos durante el climaterio, se ven aumentados. Por tanto, en la medida de lo posible, debemos reducirlos.
- **E-14XX.** Almidones modificados. Su función es espesar, estabilizar, evitar que el alimento se reseque...

Mi opinión conservadora sobre los edulcorantes

Como profesional de la alimentación, tengo una postura intermedia en el uso de los edulcorantes. Aunque prefiero que en esta etapa adquiramos productos sin edulcorar, como los yogures, considero que en pacientes que llegan con una ingesta elevada de azúcar, el paso intermedio para reducirlo es el uso de edulcorantes.

Hoy sabemos que el azúcar altera glucemias, aporta calorías, se almacena en forma de grasa visceral, aumenta los niveles de inflamación, nos altera el perfil lipídico... Sabemos que los edulcorantes no aportan calorías, no se almacenan en forma de grasa, no alteran el colesterol ni las glucemias si no aportan kilocalorías pero los estudios todavía no son concluyentes en si aumentan el nivel de inflamación. Lo que sí sabemos es que aumentan nuestro umbral de sabor, igual que el azúcar, la sal o los potenciadores de sabor, lo que favorece que comamos más cantidad. De manera que recomiendo un uso moderado de los edulcorantes, pero los recomiendo más que el azúcar, por natural que sea.

El que suelo usar es el eritritol: tiene un sabor suave muy similar al azúcar y se puede utilizar para cocinar.

3

Sofocos

«Soy una estufa que se enciende y se apaga cuando quiere»

Los sofocos son aumentos repentinos de la temperatura corporal que suelen afectarnos en la cara, en el cuello y en el pecho y nos hacen sudar o sentir escalofríos. Su duración es muy variable, de segundos a minutos, y según mi experiencia en consulta, cada mujer los define y los siente de una manera diferente. Por tanto, he llegado a la conclusión de que hay tantos tipos de sofocos como mujeres en la menopausia. Si no se tratan cuando son severos, pueden desestabilizarnos y afectar a nuestra calidad de vida.

Los sofocos suelen ser más frecuentes e intensos en la perimenopausia. Todavía se está estudiando el tiempo medio que pueden durar, pero se estima que de meses a diez años,[1] aunque he hablado con mujeres que me han asegurado tenerlos durante más tiempo, hasta quince o veinte años. Asimismo, se calcula que alrededor del 80 por ciento de las mujeres padeceremos sofocos más o menos intensos en la perimenopausia o posmenopausia, y aunque la terapia hormonal es uno de los tratamientos más contrastados y efectivos a nivel científico, cada vez buscamos opciones más naturales para tratarlos.

Como profesional de la nutrición, he podido comprobar que alrededor del 85 por ciento de mis pacientes con afectaciones leves y moderadas de los sofocos han notado mejoras evidentes a las pocas semanas de realizar cambios en su alimentación y estilo de vida, mientras que, en casos más molestos o graves, aunque han notado una menor incidencia e intensidad, han seguido padeciéndolos.

Si los síntomas vasomotores afectan a nuestro día a día y no nos dejan realizar nuestro trabajo, alteran nuestra concentración o no nos permiten conciliar el sueño, soy partidaria del uso de la terapia hormonal, pero siempre acompañada de cambios en la alimentación y estilo de vida. Hoy día, los tratamientos hormonales son bastante seguros y pueden mejorar la calidad cotidiana de forma muy eficaz.

FACTORES DE RIESGO

No todas las mujeres sufrimos sofocos en la menopausia, pero aunque la genética puede tener una relación causal que todavía se está estudiando,[2] hay factores de riesgo que nos predisponen a padecerlos, muchos de ellos modificables al cambiar el estilo de vida.

Es importante aclarar que tener uno o varios de los factores de riesgo no implica que vayamos a padecer sofocos. Por ejemplo, puede que seas fumadora y sedentaria y no los padezcas, o que tengas un **índice de masa corporal** (IMC) correcto, seas una mujer activa, no fumes y los tengas. Son factores de riesgo que, según los últimos metaanálisis, pueden influir.

Algunos estudios afirman que la **raza**[3] puede contribuir a la incidencia de sofocos. De hecho, las asiáticas son las que menos sofocos padecen, mientras que las africanas los sufren más; las caucásicas (europeas) estamos en el punto intermedio. En este aspecto, como en muchos otros relacionados con la menopausia, queda mucho que dilucidar. Las asiáticas toman más isoflavonas que las europeas, y las africanas padecen otros factores de riesgo como tabaquismo y obesidad.[4] Por tanto, no tengo muy claro si lo que influye es la raza o bien el estilo de vida y las costumbres asociadas a una raza o cultura.

Asimismo, un **nivel socioeconómico**[5] más bajo parece estar relacionado con una mayor incidencia de los sofocos. Aunque los estudios no arrojan una causa de por qué nuestro nivel adquisitivo puede influir, como dietista intuyo que es por el estrés que supone no llegar a fin de mes y por el tipo de alimentación. Cuanto más bajo es el nivel socioeconómico, la alimentación es de peor calidad, más inflamatoria y basada en ultraprocesados y harinas refinadas. Este tipo de productos aumentan la inflamación, el porcentaje de grasa y el IMC que directamente están relacionados con los sofocos. Aunque comer saludable no tiene por qué ser más caro, si durante el climaterio las mujeres no somos conscientes del impacto de la nutrición en nuestra salud, no buscaremos alternativas y seguiremos consumiendo productos ultraprocesados que favorecen los síntomas vasomotores.

Nuestra composición corporal también puede predisponernos a padecer sofocos. De hecho, a mayor índice de masa corporal o IMC,[6] mayor incidencia de sofocos. Si tienes un IMC superior a 30, tendrás mayor predisposición a sufrir sofocos de moderados a intensos.[7] Se calcula dividiendo el peso por el cuadrado de la altura en metros. Si el resultado es mayor o igual a 30, tienes uno de los factores de riesgo.

Ejemplo: Una mujer de 1,64 metros con un peso de 67 kilos debería hacer las siguientes operaciones para calcular su IMC:

- Multiplicar la altura por la altura en metros: $1,64 \times 1,64 = 2,68$.
- Dividir su peso actual por el resultado anterior: 67 kilos / 2,68 = 24,9.
- El resultado es menor de 30. Por tanto, no tendría el factor de riesgo asociado al IMC.

Las **fumadoras** tienen más probabilidades de padecer sofocos. Según un estudio realizado en 2020 con más de seiscientas mujeres,[8] las que han fumado alguna vez tienen más posibilidades de padecer sofocos. Pero aún hay más: las que fuman más cigarrillos al día y llevan más años fumando, padecen más sofocos y más intensos que las no fumadoras o las que fuman menos.

Respecto al **alcohol**, no existe una dosis saludable y, cuanto antes lo entendamos, antes tomaremos conciencia de la importancia de reducir su ingesta. En el cine se está banalizando su consumo. Si no te has fijado, presta atención y verás lo alarmante que llega a ser. Alguien tiene problemas de pareja y el actor o actriz en cuestión, cuando llega a casa, se toma una copa de vino; unos abogados cierran un trato multimillonario con unos clientes, y en la escena siguiente lo celebran con un vaso de whisky que sacan de un cajón del despacho (¡ojo, de un cajón!); se acaba una jornada dura de trabajo y los protagonistas van al bar a tomarse unas cervezas. El alcohol ocupa muchas horas de ficción y está al nivel (si no lo ha superado) de la presencia del tabaco hace unos años. Cuando estudié Periodismo, me explicaron la teoría de la aguja hipodérmica: se basa en la capacidad de los medios de comunicación de masas de influir de forma sutil en el comportamiento de la sociedad a base de repetir un mensaje. Y aquí es donde quiero llegar: se ha normalizado tanto el alcohol en las pantallas que pensamos que es inocuo y que no afecta a nuestra salud. De hecho, cada día escucho en la consulta: «No, no tomo alcohol, una copa en la cena, una cerveza al salir del trabajo o unos cócteles el fin de semana». Reina, este consumo no es poco ni inocuo, pero se ha normalizado tanto que creemos que no afecta.

Las bebidas alcohólicas son una combinación de azúcares libres asociados a un tóxico (el alcohol) que nuestro cuerpo no metaboliza, lo que aumenta la inflamación de bajo grado asociada a la menopausia y, por experiencia, influye también en los sofocos, aunque no existen estudios específicos que relacionen el consumo de alcohol con la incidencia de sofocos (creo que es tremendo que aún no los haya). En cambio, algunos relacionan el consumo «moderado» de alcohol con el aumento de la grasa visceral y con la aparición de la menopausia a una edad más temprana. Se necesitan más estudios que aclaren el mecanismo y estos efectos, pero parece que un posible aumento de andrógenos por el consumo de alcohol más el efecto del azúcar añadido podrían ser las causas de esta menopausia temprana.[9, 10]

Mi opinión profesional, sin estudios que respalden esta teoría, es que el consumo de alcohol hace aumentar los niveles de inflamación y de grasa interna —dos factores que incrementan la incidencia e intensidad de los sofocos—. De hecho, las pacientes que he tratado afectadas con calores que tomaban más de tres raciones de alcohol a la semana, en cuanto redujeron su ingesta, junto con el cambio de alimentación, notaron mejora en las sudoraciones. Si tienes síntomas vasomotores y consumes alcohol, valora reducirlo durante unas semanas. Presta atención a los sofocos: seguro que notarás mejoras.

¿QUÉ PODEMOS HACER CON LA ALIMENTACIÓN?

Desde mi punto de vista profesional, otro factor de riesgo muy importante en los sofocos y otros síntomas asociados a la menopausia es no realizar una correcta nutrición. Aunque faltan estudios que refuercen la importancia de la alimentación respecto a los sofocos, no cabe duda de que la nutrición desempeña un papel importante para paliarlos. En la consulta he podido comprobar que, si se realizan cambios en la alimentación y esta es más antiinflamatoria, los sofocos, el cansancio y los cambios de humor se reducen a las pocas semanas.

Cuando mis pacientes me preguntan qué es la nutrición antiinflamatoria les explico de forma muy sencilla que es muy similar a la mediterránea. Se basa en, al menos, un 80 por ciento en alimentos sin etiquetas: fruta, verdura, frutos secos, semillas, legumbres, lácteos y derivados, huevos, aceite de oliva, proteínas vegetales, carne y pescado. Como ves, son los alimentos de los que hemos hablado en el capítulo 1, cuando me he referido a la frecuencia de consumo recomendada durante el climaterio. Si las cumplimos, además de respetar el tamaño de las raciones (capítulo 4), estaremos siguiendo una nutrición antiinflamatoria que, junto con la actividad física, nos ayudará a mejorar los síntomas vasomotores. Así de fácil.

Una correcta alimentación antiinflamatoria nos ayuda a cubrir las necesidades de triptófano, un aminoácido que nos ayudará a conciliar el sueño, regular los ciclos circadianos y reducir la inflamación, con lo que mejoraremos la sintomatología de los sofocos. Asimismo, también cubriremos nuestros requerimientos de vitaminas liposolubles e hidrosolubles y de grasas que nos ayudarán a estabilizar de forma suave el sistema hormonal. Asimismo, el consumo de cereales integrales y suficiente fibra, unos 25-35 gramos al día (presente en la fruta, la verdura, las legumbres, los frutos secos...), junto con la ingesta de proteínas, nos serán útiles para regular las glucemias y a reducir la intensidad de los sofocos.

Una alimentación antiinflamatoria pretende alcanzar el equilibrio entre el consumo de omega 6 (aceite de girasol, de maíz, de soja, nueces, piñones...) y omega 3 (semillas, pescados azules, algas marinas, nueces...), que en la actualidad está descompensado. Si la relación tendría que ser 2:1 o 3:1 en favor de los omega 6, la realidad es que consumimos muchos más omega 6, llegando a superar cinco veces el consumo de omega 3, 5:1. Este desequilibrio aumenta los marcadores inflamatorios y quizá también los sofocos. También, en una alimentación antiinflamatoria, recomiendo el uso de especias y reducir el consumo de sal. Si además añadimos ejercicio físico regular —suficiente pero no excesivo para que nuestro organismo se recupere—, mejoraremos muchos síntomas asociados al climaterio y a la menopausia.[11, 12, 13]

Así como hay alimentos antiinflamatorios, también hay productos proinflamatorios que favorecen los sofocos: carnes ultraprocesadas (embutidos, salchichas, *meat burgers*...), alcohol, o productos ricos en azúcares, grasas saturadas y harinas refinadas. Si basas tu alimentación en productos sin etiquetas o utilizas el método DECA169 (capítulo 2), reducirás la ingesta de productos proinflamatorios y ayudarás a reducir la sintomatología de los sofocos.

Por último, una correcta hidratación ayuda a la termorregulación y puede prevenir los sofocos. Si tomas muchos cafés o picantes, valora reducir su ingesta, pues favorecen los síntomas vasomotores.

Fitoestrógenos, su papel en los sofocos

Todas hemos oído hablar de los fitoestrógenos, pero cuando nos preguntan qué son, pocas sabemos decir con seguridad dónde se encuentran y cuál es su función.

Son compuestos nutricionales que se hallan en los vegetales y, aunque son moléculas no esteroideas, tienen una estructura molecular similar al estradiol, la principal hormona sexual femenina (E2).

Existen diferentes tipos de fitoestrógenos en los alimentos: lignanos, isoflavonas y cumestanos. Las isoflavonas (genisteína y daidzeína) son las que más nos interesan para reducir los síntomas vasomotores, pues parece que son las más poderosas.[14]

Fitoestrógenos	Alimentos
Isoflavonas	Soja, tofu, tempe, legumbres
Lignanos	Semillas de lino, cereales, frutas, vegetales
Cumestanos	Alfalfa

Todavía no hay un criterio unánime en la ciencia, pero debido a su composición molecular similar a los estrógenos, se le anotan propiedades estrogénicas débiles,[15] de manera que algunos estudios concluyen que los fitoestrógenos pueden ayudarnos en la perimenopausia y posmenopausia a reducir los sofocos.

Según la *review* de 2019 «A Nutraceutical Approach to Menopausal Complaints», las isoflavonas (genisteína) en dosis de al menos de 30 miligramos al día durante más de doce semanas pueden mejorar los sofocos.[16, 17] En este sentido, hemos de tener en cuenta que la suplementación no es un medicamento. Cuando nos duele la cabeza, tomamos un ibuprofeno y a los treinta minutos no nos acordamos. Con los suplementos, hemos de ser constantes y no olvidar que su efecto puede tardar en hacerse notar desde unas semanas hasta medio año en función del suplemento, de nuestra capacidad de respuesta y de nuestra raza, salud, nivel hormonal...[18] Como irás viendo en el libro, durante el climaterio nada es «listo y ya», sino que hemos de ver las cosas con perspectiva y paciencia. Debemos cambiar la mentalidad de esprínter (donde todo sucede muy rápido) por una mentalidad maratoniana, con una visión a largo plazo, y prestar atención a la mejora de la salud.

Asimismo, parece que se produce una mejor asimilación y efectividad de las isoflavonas cuando hay una correcta salud intestinal, ya que los fitoestrógenos se activan cuando entran en contacto con las bacterias del sistema intestinal. Una microbiota más equilibrada puede ayudar a descomponer (hidrolizar) las isoflavonas (genisteína y daidzeínas). Por este motivo, una de las teorías en las que se está trabajando es tomarlas junto con bacterias de ácido láctico, porque pueden mejorar su biodisponibilidad.[19] Estas bacterias de ácido láctico las encontraremos en yogures, quesos y productos lácteos fermentados como el kéfir o el skyr.

OTROS SUPLEMENTOS Y TERAPIAS QUE PUEDEN AYUDARNOS CON LOS SOFOCOS

Los suplementos son una ayuda que pueden servir para reducir la intensidad e incidencia de los sofocos, pero la base de la mejora, cuando son de leves a moderados, es el cambio de alimentación y actividad física. Si no consumes suplementos y mejoras tu alimentación y estilo de vida, notarás mejoras en los sofocos; si no cambias tu alimentación y solo consumes suplementos, es probable que no notes mejoras o que estas sean relativamente pocas.

Asimismo, te recomiendo que no te autosuplementes por tu cuenta, pues hay que valorar la interacción con otros medicamentos y estudiar la sintomatología previa —tensión arterial, analítica, antecedentes médicos— para no empeorar la salud.

Algunos suplementos son extractos de plantas que tienen, según los estudios que he consultado y su uso tradicional, efectos positivos para reducir la cantidad y la duración de los sofocos. Respecto a cualquier suplemento que sea un extracto de una planta, es muy importante saber si se ha obtenido correctamente, porque de ello depende que contenga los principios activos que harán que sea efectivo.

Algunos de los extractos que parecen ser efectivos

- **Fitoestrógenos.** Hay muchos estudios sobre el efecto de las isoflavonas en los síntomas de la menopausia, pero mientras que algunos no son capaces de encontrar un efecto claro y potente en los sofocos, otros sí. Si comparamos el tratamiento con hormonas y con fitoestrógenos, el tratamiento hormonal con estradiol tiene una efectividad que puede llegar al 57 por ciento, mientras que las isoflavonas de soja, según el metaanálisis, pueden llegar a reducir los sofocos un 25,2 por ciento.[20]

Si quieres suplementarte con isoflavonas, consulta al médico o dietista para revisar antecedentes de cáncer hormonodependientes, y procura que los extractos aporten, como mínimo, 30 miligramos de genisteína al día.[21]

Las isoflavonas de soja podrían tener otros efectos positivos en mujeres con menopausia, además de reducir los sofocos. Algunos apuntan a una posible mejora del perfil lipídico y el colesterol HDL-LDL, además de un efecto positivo en el metabolismo óseo.[22]

- **Cohosh negro (*Cimicifuga racemosa*).** Esta planta proviene de Norteamérica. La utilizaban los amerindios para curar dolencias menstruales, dolores musculoesqueléticos o en casos de neumonía.[23, 24, 25, 26]

En la actualidad, es una de las plantas más estudiadas y de las que tienen más potencial para paliar los síntomas de la menopausia. La *Cimicifuga* reduce los sofocos, así como la sudoración excesiva; también parece tener un efecto positivo sobre el estado de ánimo, y algunos estudios hablan de una posible acción sobre los receptores de la serotonina (el neurotransmisor de la felicidad), que, a su vez, puede paliar el efecto de los sofocos y mejorar la irritabilidad y el insomnio. No se le conocen interacciones con medicamentos, pero si superamos la dosis, puede producir molestias gastrointestinales, mareos, vómitos o dolores de cabeza.

Plantas sin evidencia científica (de momento)

Incluyo aquí un listado de diferentes plantas que pueden tener efectos sobre la mejora de los sofocos, aunque todavía no hay una gran evidencia científica. Muchas de estas plantas se han utilizado de forma tradicional y han dado resultados positivos.

- **Hinojo (*Foeniculum vulgare*).** Es el hinojo que todas conocemos, que contiene ácido palmítico y betasitosterol. Proporciona efectos antiinflamatorios y antiandrogénicos. Puede ser útil para tratar los sofocos y algunos casos de depresión leve. No tiene efectos secundarios importantes, según los estudios consultados.
- **Trébol rojo (*Trifolium pretense*).** Esta planta hace años que se usa para tratar los síntomas de la menopausia. Debido a su contenido en isoflavonas, tiene cierta efectividad en reducir la frecuencia y severidad de los sofocos. Algunos estudios también le atribuyen un papel en la protección contra la osteoporosis. No se han reportado efectos secundarios, pero no es aconsejable utilizarla si estamos siguiendo un tratamiento hormonal.

- **Anís (*Pimpinella anisum*).** Es el anís aromático que conocemos. Contiene un principio activo con efectos estrogénicos y se usa para paliar los sofocos. Debe tomarse en la dosis adecuada y no utilizarlo si estamos embarazadas o dando de mamar, pero no tiene mayores efectos secundarios.
- **Fenogreco (*Trigonella foenum*).** Su extracto contiene saponinas esteroideas, mucílagos y proteínas. Se le atribuyen propiedades para tratar los sofocos, y quizá pueda tener efecto sobre la mejora de la conservación de la masa ósea o contra la osteopenia.

Hay otros extractos de plantas, como el regaliz o la hierba de San Juan, que pueden tener efectos positivos para el tratamiento de los sofocos, pero algunos estudios mencionan efectos secundarios. Es importante consultar con un profesional antes de tomar extractos de plantas para que la dosis se adecue a la condición particular de salud de cada mujer o para tener en cuenta posibles interacciones medicamentosas.

La acupuntura es también una herramienta muy utilizada para reducir los sofocos, aunque hoy los estudios son muy contradictorios. Uno de 2019, realizado con un grupo muy pequeño de mujeres (setenta) y durante poco tiempo, concluyó que ayudaba a las mujeres a mejorar los sofocos tanto diurnos como nocturnos en tres semanas,[27] pero es necesario seguir estudiando a más población y durante más tiempo para que su efectividad se demuestre.

EL EJERCICIO PARA REDUCIR SOFOCOS

Los síntomas vasomotores como los sofocos pueden reducir nuestra calidad de vida. Por tanto, hay que buscar terapias y métodos alternativos que nos ayuden a paliarlos o aliviarlos. Una de estas herramientas alternativas es el ejercicio, que tiene un gran potencial para disminuir y corregir los síntomas menopáusicos.

Un estudio publicado en 2019[28] da cuenta de las mejoras que obtuvieron sesenta y cinco mujeres por lo que se refiere a los sofocos realizando ejercicio con máquinas de musculación y pesas durante quince semanas. Todas acudieron al gimnasio tres veces por semana; en cada sesión hacían ocho ejercicios en los que trabajaban todos los grupos musculares y realizaban dos series de entre ocho y doce repeticiones. Este entrenamiento de casi una hora (calentamiento, ejercicios y estiramientos) tuvo un resultado muy positivo: redujo hasta un 50 por ciento la frecuencia de los sofocos.

Otro estudio defiende la práctica de ejercicio cardiovascular para mejorar los sofocos.[29] En él participaron veintiuna mujeres que, tres días semanales, realizaron ejercicio aeróbico durante doce semanas. La actividad consistía en treinta minutos de elíptica, cinta de correr, remo o bici. Después, de la semana doce a la dieciséis, la duración del ejercicio cardiovascular aeróbico se incrementó a cuarenta y cinco minutos. Todas notaron un descenso significativo de los sofocos debido, según los investigadores, a una mejor regulación de la temperatura corporal como respuesta de adaptación y a una mejora de la función vascular (circulación cutánea y cerebral).

Aunque haya pocos estudios sobre cómo el ejercicio puede reducir los sofocos, creo que es interesante saber que influye en su disminución, tanto si practicamos con máquinas y pesas como si hacemos ejercicio cardiovascular (caminar rápido, elíptica, remo, bicicleta...).

Recuerda

Todas las mujeres sentimos los sofocos de forma diferente, pero podemos reducir su intensidad e incidencia, e incluso prevenirlos, si mantenemos un estilo de vida saludable.

Hay factores de riesgo que pueden predisponernos a padecerlos, como el consumo de alcohol, el tabaco, un IMC alto o un exceso de grasa, ya que aumentan los marcadores inflamatorios que están directamente relacionados con los sofocos.

Fumar acrecienta la incidencia de sofocos. Cuanto más fumemos o más tiempo llevemos fumando, más posibilidades tendremos de padecerlos.

Por más que nos quieran hacer creer, no existe una dosis correcta de alcohol. Es un tóxico que se acumula en forma de grasa en la zona media, aumentando nuestra inflamación. Si tienes sofocos y sueles tomar alcohol, te aconsejo que lo reduzcas. Notarás las mejoras.

Respecto a la alimentación, debes seguir una dieta antiinflamatoria que se base en alimentos naturales como verdura, fruta, legumbres, cereales integrales, huevo, pescado... No olvides beber mucha agua, pues ayuda a la termorregulación. Asimismo, reducir el consumo de excitantes como el café puede paliar su incidencia.

Aunque la terapia hormonal es la herramienta más rápida para reducir los sofocos, los suplementos también ayudan. Los más estudiados son el cohosh negro y las isoflavonas en dosis de 30 miligramos al día duran-te al menos doce semanas. Otras plantas —hinojo, trébol rojo, anís...— arrojan resultados contradictorios, según el estudio consultado.

Por último, no olvides los ejercicios de fuerza y los cardiovasculares. Ambos ayudan a reducir los sofocos a las pocas semanas de practicar-los. Mi recomendación, como siempre, es empezar a hacer ejercicio a un ritmo que se adapte a ti, en el que te recuperes bien, y realizar una combinación de ejercicios de fuerza y aeróbicos.

Mi tándem ganador para reducir los sofocos es la combinación de alimentación antiinflamatoria, ejercicio y suplementos. En casos de so-focos de moderados a graves, la terapia hormonal sustitutiva también puede ayudarnos muchísimo.

4

Falta de energía

«Me levanto agotada. Me siento yaya»

La falta de energía es otro de los síntomas habituales que trato en consulta y que afecta a la mayoría de las mujeres a partir de los 40 años. Alrededor del 90 por ciento de mis pacientes se sienten cansadas y notan que no son capaces de llegar a la noche con energía.

Los cambios hormonales del climaterio están muy relacionados con nuestro nivel de energía, pero contamos con herramientas que nos ayudarán a aumentarla.

AYUNO INTERMITENTE, ¿UNA CAUSA DE NUESTRA FATIGA?

Si no nos nutrimos bien, nuestra energía decaerá. Es la primera pieza de una serie de fichas de dominó que afectará al rendimiento en el trabajo, a la relación con el entorno familiar, al estado anímico, al humor... Ya he dado algunas pinceladas de cómo debe ser la alimentación durante la menopausia: natural, con pocas etiquetas, antiinflamatoria, llena de colores, con unas correctas frecuencias de consumo específicas para el climaterio... Aun así, otro error habitual que veo en consulta junto a contar calorías (capítulo 2) es saltarnos el desayuno para crear un déficit energético con la falsa idea de que perderemos peso más rápidamente.

En los últimos años, el ayuno intermitente (AI) se ha puesto de moda, pero no es oro todo lo que reluce. Quizá una amiga te ha contado que le ha ido bien, o tú, que estás leyendo este libro, puedes haberlo integrado en tu día a día y a lo mejor te funciona. Pero que le haya resultado a una amiga o que te vaya bien a ti no significa que sea una herramienta apta para todas las mujeres durante la menopausia.

El AI no es una dieta, es un protocolo de reordenación de comidas en el que dejamos de ingerir alimentos de forma voluntaria durante una ventana de, como mínimo, diez o doce horas. Se ha popularizado con el objetivo, mal entendido, de perder peso de forma rápida, sin tener en cuenta que, si no hay un déficit energético, no habrá una pérdida de peso ni de grasa. Por tanto, nos ha de quedar claro que no se adelgaza por hacer AI, sino por ingerir menos kilocalorías.[1] Asimismo, una *review* de 2020 demostraba que, aunque el ayuno con déficit energético puede ayudar a reducir peso, los resultados son similares a cuando se lleva a cabo una alimentación sin ayuno con déficit energético.[2]

El AI también puede ayudar a regular las glucemias (muy importante en la menopausia), pero lo que no se suele decir cuando se habla de AI es que una nutrición con un pequeño déficit energético combinado con actividad física también favorecerá glucemias más estables y menores marcadores de inflamación. Por consiguiente, mi opinión profesional sobre el ayuno es que, hoy día, la adherencia aún queda en entredicho[3] porque faltan estudios a largo plazo.

En consecuencia, si lo que se pretende es intentar establecer unos hábitos seguros para el resto de nuestra vida (recuerda: mente de maratoniana y a largo plazo), el ayuno intermitente todavía no es un protocolo suficientemente estudiado como para demostrar que podemos practicarlo durante años. Una alimentación equilibrada junto con un ejercicio adaptado, sí.

Si te sientes cansada, eres de las que se levantan con hambre por las mañanas o no te gusta estar más de diez horas sin comer —porque no te sientes cómoda, no se ajusta a ti, disfrutas comiendo cada tres o cinco horas...— has de saber que el AI no es para ti. Si lo practicas por tu cuenta, sin supervisión profesional y sin realizar una correcta ingesta tras las doce horas de ayuno, con suficientes proteínas, grasa e hidratos de carbono, quizá favorezca la pérdida de masa muscular y te sientas más cansada.

¿QUÉ DEBO DESAYUNAR PARA TENER ENERGÍA?

Ya sabemos que el desayuno no es la comida más importante del día, y que si te levantas sin hambre no es necesario que lo tomes, pero si te despiertas con apetito y tiendes a sentirte cansada, esta comida marcará tu nivel de energía el resto del día. Es importante que tu desayuno sea completo, nutritivo, saciante y que regule tus glucemias para evitar que te sientas cansada las próximas horas.

Hay una gran diferencia entre desayunar un dónut ultrapro-

cesado con un café azucarado que combinar grasas saludables, proteínas, hidratos de carbono de bajo o medio índice
glucémico, vitaminas y minerales. El primero nos aportará
una energía rápida a través de los azúcares simples, que se
digieren y pasan a la sangre rápidamente, lo que altera nuestras glucemias. Este tipo de desayunos provocan picos de insulina que, una vez que decaen, harán que nos sintamos cansadas,
con hambre y con ganas de picar algo dulce o refinado para
restablecer la glucemia alta. De manera que estarás toda la mañana con sensación de hambre y visitando a menudo la máqui-
na de *vending* de la empresa o picoteando de las galletas que
tienes en el cajón o en la cocina.

Para no caer en los productos que no aportan nutrientes,
es recomendable realizar una primera comida del día com-
pleta y saludable. Para ello, hemos de tener en cuenta que se
deben combinar, como mínimo, tres grupos de las siguientes
propuestas y coger al menos un alimento de cada serie. Asimismo, es importante mezclar los grupos a lo largo de la semana para aumentar la ingesta de vitaminas y minerales.

Hay cinco grupos de alimentos que puedes combinar en
el desayuno:

1. **Lácteos:** yogures, kéfir, skyr, leche... Aunque no sean
    lácteos, incluimos las bebidas vegetales, los yogures
    de soja...
2. **Cereales:** pan integral, cereales integrales sin azúcar,
    tortitas integrales, harinas integrales, legumbres...
3. **Proteínas:** huevos, queso fresco, salmón ahumado,
    atún en lata, tofu, soja, tempe...

4. **Grasas cardiosaludables:** aceite de oliva, semillas, frutos secos, aguacate...

5. **Fruta o vegetales:** cualquier fruta de temporada que no esté en zumo o con azúcares añadidos. La fruta de temporada siempre será un acierto, pues aporta las vitaminas que necesitamos en cada estación, pero las congeladas sin azúcares añadidos también pueden servir. Dentro de los vegetales, los que menos nos cuesta introducir en el desayuno son el tomate, la rúcula, la lechuga... pero puedes comer lo que te apetezca.

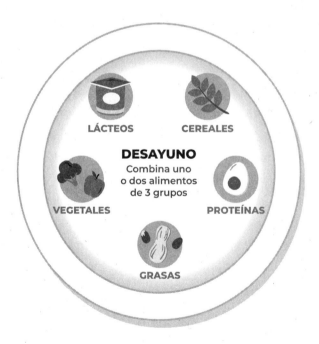

Ejemplo:

- **Grupos 2, 4, 5 y 3:** tostada de pan integral con aceite, rodajas de tomate, rúcula y queso fresco con orégano.

- **Grupos 1, 5 y 4:** yogur natural con manzana troceada, nueces y semillas de chía. Para darle más sabor, puedes ponerle canela. Después, un café con leche.

Cumple con las proteínas, te sentirás más fuerte

Casi todas mis pacientes llegan a consulta con un consumo insuficiente de proteínas, pero una vez que reviso su alimentación y hacemos una correcta distribución proteica, empiezan a realizar comidas más saciantes, tienen glucemias más estables y en pocas semanas se sienten menos cansadas.

Este aumento de proteínas también ayuda a frenar uno de los cambios físicos que más notamos durante el climaterio: la pérdida de tono como consecuencia de cambios fisiológicos internos.

A partir de los 40 años, empezamos a darnos cuenta de que estamos menos tonificadas. Esto se debe, entre otros aspectos, a la inflamación crónica de bajo grado asociada a la menopausia, causada a su vez por el descenso hormonal,[4] pero también al aumento de grasa visceral como consecuencia de la resistencia a la insulina. Todo ello facilita la pérdida de masa muscular (proteólisis).

Todavía hoy la literatura científica no ha estudiado la cantidad de proteínas que las mujeres necesitamos a partir de los 40 años. Tenemos estudios que recomiendan 0,8 gramos de proteínas por kilo de peso corporal y día para la población general con una actividad física moderada,[5] estudios que defienden que para población deportista con un trabajo de fuerza podemos llegar a más de 3 gramos por kilo de peso corporal y día,[6] y la propuesta de la Sociedad Europea de Nutrición Clínica y Metabolismo de 1,0-1,2 gramos de proteína por kilo de peso corporal y día para personas mayores sanas.[7, 8]

Teniendo en cuenta que somos mujeres adultas maduras, pero no mayores, que tampoco somos atletas de alto rendimiento pero que, como he explicado, tenemos cambios metabólicos y fisiológicos entre los que se incluye la pérdida de masa muscular, podemos afirmar que no somos población general y que tenemos unos requerimientos proteicos más elevados que la población general.

En consulta utilizo con mis pacientes entre 1,1 y 2 gramos de proteínas por kilo de peso corporal y día, por encima de las recomendaciones diarias para la población general, lo que me da resultados en cuanto a nivel de energía y composición corporal, combinado con ejercicio (capítulo 10). El uso de un rango u otro va en función de los objetivos de cada paciente, de la actividad física que realice, de su punto de partida con la ingesta proteica de sus gustos. Sea cual sea la ratio que utilice, como siempre es mayor que el que la paciente realizaba, enseguida, empieza a estabilizar su glucemia y nota que mejora su nivel de energía.

Ahora bien, la pregunta que seguro que te estás haciendo es «¿Y cuánto es 1,1 gramos de proteínas por kilo de peso corporal y día? ¿Cuánta proteína tengo que comer?». Si eres una mujer sedentaria que no comes mucha proteína, empezaría por 1,1 gramos de proteína por kilo y día. Si, en cambio, haces algo de ejercicio y comes proteínas de forma habitual, me acercaría más a 1,5 gramos/kilo/día, y si practicas deporte a diario, iría más a los 2 gramos/kilo/día.

Ejemplo: A una mujer sedentaria de 69 kilos que no come mucha proteína, le recomendaría empezar por 1,1 gramos por kilo al día, lo que resultaría en una ingesta de 75,9 gramos de proteína neta al día.

$$69 \times 1,1 = 75,9$$

Estos 76 gramos de proteína neta no se traducen en 76 gramos de pollo al día. Un filete de pollo contiene unos 20-28 gramos de proteína neta; un yogur, unos 6 gramos; una ración de legumbres, 12-16 gramos...

En cuanto a la distribución de estas proteínas, todavía no queda claro en la literatura científica si es mejor tomarlas todas en una ingesta o repartidas a lo largo del día,[9] pero a nivel práctico puedo asegurar que es más fácil repartir la ingesta proteica a lo largo del día para regular glucemias y que nos sintamos menos cansadas. Si no estamos acostumbradas a comer proteínas y de repente hemos de ingerirlas en una sola toma, será difícil, poco práctico y muy engorroso. Por tanto, recomiendo tomarlas repartidas durante el día.

Seguramente, tampoco es recomendable hacer tomas de más de 25-30 gramos de proteínas por ingesta, ya que buscamos utilizar sus aminoácidos para la regeneración muscular, celular... Si exageramos la toma proteica, una parte de esa proteína se metabolizará en grasa y el nitrógeno sobrante deberá ser reciclado o expulsado por el organismo.

Teniendo en cuenta todo lo dicho, la paciente del ejemplo haría una toma de 25-30 gramos de proteína neta en almuerzo y cena, por ejemplo, pollo y pescado, y otras tomas más pequeñas en el resto de las comidas. Por ejemplo, una tortilla de un huevo en el desayuno, un yogur con nueces a medida mañana y un skyr con semillas o fruta a media tarde.

FALTA DE HIERRO

En la perimenopausia es habitual que tengamos ciclos irregulares que pueden provocar menstruaciones más abundantes y frecuentes, lo que facilita pérdidas adicionales de sangre y de hierro que pueden hacer que nos sintamos más fatigadas. De hecho, la perimenopausia —los años previos y posteriores a la menopausia— está relacionada con una mayor posibilidad de padecer anemia por falta de hierro.[10] Estos bajos niveles pueden tener un impacto negativo en la calidad de vida durante la menopausia porque nos sentimos más cansadas, con sueño, apáticas...

Saber si tenemos anemia o deficiencia de hierro es tan fácil como realizarnos una analítica, hacer cambios en la alimentación y usar suplementos o medicamentos específicos.

Con ello, siempre bajo supervisión profesional, en unas semanas notaremos una mejora muy importante en nuestro nivel de energía.

Existen muchos tipos de anemia. Mediante la analítica, el médico identificará nuestro caso y el tratamiento más adecuado. Las anemias pueden ser por falta de hierro, carencia de vitamina B12 o mala absorción de esta, falta de ácido fólico, interacciones de medicamentos u otras causas que producen alteraciones en la hemoglobina y los glóbulos rojos.

Aunque muchos libros de dietoterapia explican que cuando hay anemia ferropénica un aumento de la ingesta de alimentos ricos en hierro es suficiente para recuperarnos, mi experiencia como dietista me ha demostrado que, con alimentación, solo podemos recuperar los niveles de hierro cuando no son muy bajos. Si hay una anemia importante, es más recomendable suplementar con hierro o derivar a personal médico para hacer un tratamiento.

A nivel de síntomas, podemos intuir que tenemos falta de hierro cuando sentimos fatiga, mareos, dolores de cabeza, sensación de debilidad, piel más pálida..., pero lo más recomendable es realizar una analítica anual para comprobar el perfil analítico de la anemia, que incluye: hemograma, velocidad de sedimentación glomerular (VSG), sideremia, transferrina, ferritina, índice de saturación de transferrina, vitamina B12 y ácido fólico. Estos parámetros se analizarán bajo la petición de tu médico.

Recuerda que las mejores fuentes de hierro son de origen animal (hierro hemo) —se encuentra, por ejemplo, en la carne, los huevos, el marisco, el pescado—, pero si optas por tomarlas de origen vegetal (no hemo), has de tener en cuenta que son más difíciles de asimilar. Por tanto, es recomendable acompañarlos siempre con una fuente de vitamina C para mejorar su absorción. Algunas fuentes de hierro vegetales son las legumbres, los frutos secos, las frutas secas, los cereales integrales, las verduras de hoja verde...

> **Ejemplo:** una correcta combinación de hierro no hemo con vitamina C sería una ensalada de lentejas y espinacas con fresas aliñada con una vinagreta de limón.

Ten en cuenta que hay alimentos que contienen antinutrientes del hierro, compuestos que interfieren en la absorción de un nutriente, como los oxalatos (espinacas, acelga, remolacha, chocolate, té...) y los fitatos, presentes en algunos cereales, semillas, legumbres... Asimismo, otros alimentos pueden ser quelantes del hierro (es decir, que no dejan absorberlo) como los taninos (té, café, vino...) o las saponinas (soja, quinoa, garbanzos). En caso de niveles bajos de hierro, reduce el consumo de estos alimentos o tómalos en comidas separadas.

EXCESO DE CORTISOL: FATIGA ADRENAL

Cuando llegamos al climaterio, estamos en un momento de nuestra vida en el que tenemos a nuestro cargo hijos adolescentes o pequeños, cada uno con unos requerimientos dife-

rentes, pero todos ellos muy demandantes. Además, trabajamos unas cuarenta horas semanales (o más), hemos de llevar
la casa y muchas tenemos padres dependientes que también
requieren nuestra atención.

Todo ello, unido a los cambios hormonales, forman una
bomba de relojería que favorece el aumento de nuestro nivel
de estrés. Si se mantiene de forma continua, puede generar lo
que se conoce como «fatiga adrenal».

Algunas sociedades médicas no oficiales consideran que es
una enfermedad (aunque sin un criterio unánime por parte de
la sociedad científica)[11] y explican que la exposición constante
a situaciones de estrés puede generar fatiga adrenal. Me explico: la adrenalina es una hormona que se produce en las glán-
dulas suprarrenales donde se almacena en forma de gránulos.
En condiciones normales, el cuerpo no libera adrenalina, solo
lo hace cuando el cerebro percibe un estímulo excitatorio (si
nos asustamos, estamos en situación de peligro inminente o
padecemos mucho estrés). Si la liberación es puntual, esta
hormona nos ayuda a mejorar los niveles de concentración y
energía y a ser más resolutivas, pero si la liberamos de manera
continua durante años, este exceso también puede provocar la
fatiga adrenal que he mencionado más arriba.

Aunque la comunidad científica no esté de acuerdo en
la existencia de la fatiga adrenal, de lo que no cabe duda es
de que, fruto de nuestros cambios físicos y hormonales y de
nuestro día a día, segregamos un exceso de cortisol que, con el
paso del tiempo, puede hacernos sentir más cansadas, con falta
de energía y apatía, irritables, con pérdidas momentáneas de
memoria, menos ganas de relacionarnos...

Para saber si tenemos un exceso de cortisol solo debemos realizarnos un análisis de orina de veinticuatro horas (el más fiable) o un análisis de sangre o saliva. Unos niveles altos de cortisol pueden aumentar los marcadores inflamatorios, que podemos reducir con corticoesteroides (tratamiento médico) o con una combinación de alimentación antiinflamatoria (capítulo 3),[12] actividad física (capítulo 10) y meditación o *mindfulness*.

Realizar actividad física a diario reduce el estrés y favorece un cansancio positivo que nos ayudará a conciliar el sueño, lo que mejorará los ciclos circadianos y el nivel de energía. Por su parte, la meditación es una práctica milenaria que pretende conseguir una mente tranquila y enfocada.[13] Un reciente estudio practicado en personas sin experiencia previa en la meditación concluyó que a las cuatro semanas de realizar una meditación guiada de trece minutos al día[14] se nota una mejor gestión emocional, unos menores niveles de cortisol, una mejora de la memoria en el trabajo y menos ansiedad.

Considero que una combinación adecuada de alimentación, ejercicio y meditación nos ayudará a reducir los niveles de cortisol y mejorará nuestra energía.

TAMAÑO DE LAS RACIONES

Si conocemos las frecuencias de consumo (capítulo 1) y en qué consiste una alimentación antiinflamatoria pero no sabemos el tamaño de las raciones, no aumentaremos nuestra energía. Con la falsa idea de que las grasas y las proteínas son malas (y los hidratos, el infierno), comeremos raciones muy pequeñas y no alcanzaremos nuestro objetivo energético.

Una de las herramientas que uso en consulta para saber el tamaño de las raciones es la medida de las manos, que pueden servirnos como referencia para averiguar qué cantidad de alimento debemos colocar en el plato.

Para tener en cuenta con las medidas:

✓ La palma de la mano es la base sin los dedos.
✓ Una mano es la palma y los dedos.
✓ Cuando hablamos del tamaño de una ración de carne, el grosor es el de nuestra mano.

Grupo de alimentos	Frecuencia de consumo	Tamaño de la ración
Hidratos de carbono de cereales: pan integral, pasta integral...	1-2 raciones al día	Puñado de pasta integral 1 ración de pan es el que cabe en la palma
Frutas	2-3 raciones al día	1 fruta XL, la mitad: ½ mango Fruta grande, 1 unidad: 1 manzana, 1 pera, 1 melocotón... Fruta mediana,

Grupo de alimentos	Frecuencia de consumo	Tamaño de la ración
Frutas	2-3 raciones al día	2 unidades: 2 mandarinas, 2 nísperos... Fruta pequeña: 1 puñado abierto: fresas, arándanos...
Verduras	2-3 raciones al día	Lo que cabe en las dos manos juntas con un poco de volumen
Pescado azul	2-4 raciones a la semana	Palma de la mano
Pescado blanco	2-4 raciones a la semana	Mano y un poco más
Carne blanca	2-4 raciones a la semana	Mano y un poco más
Carne roja	1-2 raciones a la semana	Palma de la mano
Proteína vegetal: tofu, seitán, tempe...	2-4 raciones a la semana	Mano y un poco más
Huevos	2-7 veces a la semana	1 o 2 huevos + varias claras

Grupo de alimentos	Frecuencia de consumo	Tamaño de la ración
Legumbres	2-4 raciones a la semana	Puñado abierto de legumbres
Frutos secos	5-14 raciones a la semana	Puñado cerrado
Lácteos	1-3 raciones al día	1 vaso de leche, 1 yogur, queso del tamaño del dedo gordo...
Aceite de oliva	3-5 raciones al día	Yema el dedo gordo

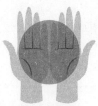

VERDURAS CRUDAS
Y COCIDAS

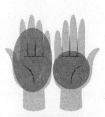

PROTEÍNA VEGETAL,
CARNES Y PESCADOS
BLANCOS

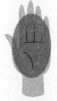

PESCADOS AZULES
Y CARNES ROJAS

CEREALES,
LEGUMBRES,
FRUTOS SECOS

FRUTAS

Recuerda

El ayuno intermitente no ayuda a perder contorno ni grasa si no hay un déficit energético. Asimismo, si no está pautado por un profesional, es probable que no ingiramos todos los nutrientes que necesitamos y facilitará que nos sintamos sin energía. El AI nos permite reducir marcadores inflamatorios y regular glucemias, pero podemos conseguir los mismos beneficios o mejores con una combinación de alimentación y ejercicio.

El desayuno no es la comida más importante del día, pero puede marcar nuestro nivel de energía para el resto de la jornada. Si te levantas con hambre, desayuna y opta por combinaciones de alimentos de calidad: lácteos o bebidas vegetales, fuentes proteicas, cereales integrales, vegetales y fuentes grasas.

La falta de energía es un síntoma muy habitual durante el climaterio. La causa puede ser multifactorial, pero la alimentación ha de ser una de las que debemos revisar primero. Un consumo insuficiente de proteína puede reducir nuestra energía. Si te sientes cansada, pide una analítica para comprobar si tienes anemia.

Un alto nivel de estrés puede favorecer que segreguemos un exceso de cortisol y que eso nos haga sentir más cansadas, irritables, con menos ganas de relacionarnos... Detectar que vivimos con mucho estrés e implementar herramientas como la meditación y la actividad física, junto con una nutrición antiinflamatoria, nos ayudará a recuperar la energía.

5

Grasa abdominal

«Me ha salido un alien donde antes tenía cintura»

Vivimos más de un tercio de nuestra vida en la menopausia. Derivada de ella, se producen una serie de cambios metabólicos que, si no prevenimos, pueden afectarnos a nivel de salud, sobre todo a partir de los 60 años,[1] como la diabetes, la osteoporosis, el síndrome metabólico, las enfermedades cardiovasculares...

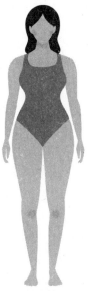

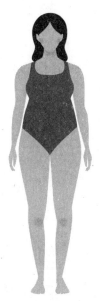

FORMA DE PERA   FORMA DE MANZANA

Antes de la menopausia, no conocemos muchos de estos riesgos para la salud (de ahí la importancia de informarnos sobre esta etapa en los años previos); en cambio, todas las mujeres somos conscientes de que se produce una redistribución de la grasa porque lo vemos en el espejo. La que en la edad fértil se acumulaba en las caderas, con el descenso de las hormonas femeninas empieza a acumularse en la barriga «de forma inexplicable».

Cuando mis pacientes me hablan de ella, lo hacen de todas las maneras posibles: «Esta barriga no es mía», «Cada día me parezco más a mi marido», «De repente, tengo un flotador aquí en medio», «Mi barriga era bonita cuando estaba embarazada...». La que más me ha gustado me la escribió una seguidora por Instagram: «Me ha salido un alien donde antes tenía cintura». No te puedes imaginar lo que me llegué a reír, porque es muy representativa de los sentimientos y del malestar que nos genera este cambio físico que, si no entendemos, también puede afectarnos a nivel emocional. Todas estas definiciones tienen en común la percepción de que nuestro cuerpo ya no nos pertenece y la no aceptación del cambio físico.

Pero sí, este cuerpo es el nuestro, y debemos tratarlo con cariño y entender que todos estos cambios son fruto del paso de los años y del descenso hormonal. A partir de los 40 años, las mujeres empezamos a notar un mayor porcentaje de grasa en la parte central y una mayor circunferencia de cintura por el marcado descenso de los estrógenos que provoca que tengamos, al mismo tiempo, un relativo hiperandrogenismo (los estrógenos bajan, los andrógenos no tanto). La ratio testosterona/estrógenos varía en favor de la primera, y es uno de los factores que hace que haya una redistribución de la grasa y que esta aumente en la zona media, como les sucede a los hombres. Este exceso de andrógenos favorece que acumulemos grasa en la barriga —directamente relacionada con el aumento de grasa visceral (la que envuelve nuestros órganos)—, y se relaciona con trastornos metabólicos como el desarrollo de diabetes tipo 2 o el síndrome metabólico. En resumen, como mujer entiendo el efecto psicológico que provoca este aumento de grasa en la zona media, pero debemos comprender que esta metamorfosis va más allá de un cambio físico, ya que puede afectar a nuestra salud. El climaterio es un buen momento para empezar a cuidarnos con la idea de salud y prevención (mente maratoniana, ¿lo recuerdas?).

PERO ¿SE PUEDE REDUCIR LA BARRIGA?

Cuando explico en consulta el efecto fisiopatológico de esta grasa, lo hago para que mis pacientes empiecen a pensar en clave de salud y prevención y no tanto en el físico, de manera que la siguiente pregunta que suelen hacerse es: «Pero ¿puedo reducirla?». La respuesta, sin lugar a duda, es un SÍ con mayúsculas. He visto cambios impresionantes al combinar la alimentación y el ejercicio.

Si bien es cierto que durante el paso de los años es inevitable el cambio hormonal, si modificamos nuestro estilo de vida, podemos frenar el aumento de grasa en la zona media y revertirlo. Eso sí, no somos mujeres de 20 años y, por supuesto, no recuperaremos el cuerpo que teníamos veinte, treinta o cuarenta años atrás, pero podemos conseguir una mejora física que, repito, se traducirá en una mejora de la salud, y nos ayudará a vivir más años y con más calidad en la senescencia. Esta ha de ser la clave de nuestra forma de pensar a partir de los 40 años. Como me decía una paciente en la consulta: «Cuidarnos en la menopausia no es una opción, es LA opción», y así es. No hemos de cambiar hábitos para una operación biquini, debemos hacerlo para reducir el riesgo cardiometabólico que, al final, se traducirá en una mejora física. Por tanto, además del paso de los años y de los cambios hormonales, los hábitos que nos ayudarán a disminuir la grasa en la zona media y a mejorar nuestra composición corporal son:

* Reducir la ingesta de alcohol.
* Comer más lento.
* Detectar intolerancias.
* Limitar la ingesta de hidratos de carbono refinados.
* Ingerir las raciones adecuadas de hidratos, proteínas, grasas, vitaminas y minerales.

El alcohol alimenta el alien

El problema del consumo de alcohol es que, además de tomarlo cuando socializamos, muchas mujeres, cuando llegamos de trabajar, lo utilizamos como vía de desconexión para descansar y relajarnos.

Hay pocos estudios que relacionen el consumo de alcohol con el aumento de grasa, y muchos arrojan resultados contradictorios (siempre hay que saber quién está detrás de cada estudio para valorar su fiabilidad). Además, cuando hablan de un consumo de leve a moderado, en algunos se refieren a 35 gramos de etanol al día,[2] lo que equivale en España a una media de 3,5 copas pequeñas de vino (100-125 mililitros), es decir, casi media botella diaria.[3] Cuando sabemos lo que algunos sectores de la ciencia consideran un «consumo moderado de alcohol», es normal que la población piense que toma poco.

Como he explicado en el capítulo 3, el alcohol es una combinación de azúcares libres y tóxicos que nuestro cuerpo no metaboliza y que se convierten en grasa visceral, lo que hace que nos salga barriga y pongamos en peligro nuestra salud cardiometabólica. Por consiguiente, siento disentir con algunos estudios publicados: un consumo moderado (que no quiere decir que sea saludable) no puede ser siquiera una copa de vino o de cerveza al día, sino, como máximo, bajo mi opinión profesional, una o dos copas de vino a la semana, una o dos cervezas o medio whisky.

Por tanto, si tomas alcohol de forma habitual, te aconsejo que empieces por reducirlo a la mitad, con la idea de ir disminuyendo su consumo hasta tomar, como máximo, una o dos raciones a la semana. Verás cómo rápidamente empiezas a notar que la grasa de la zona media se reduce y que tu nivel de energía mejora.

El truco que doy a mis pacientes es que, cuando pidan una copa o una cerveza en el restaurante, lo hagan junto con un vaso de agua para cambiar el uso que le damos al alcohol. Por lo general, cuando comemos nos quitamos la sed con la cerveza o el vino. A partir de ahora, usémoslo solo para maridar con lo que estemos comiendo y empecemos a quitarnos la sed con agua. Este pequeño cambio facilitará la disminución de la ingesta de alcohol y, además, nos ayudará a saborear y disfrutar más de la copa que hayamos pedido.

Mastica más

Otra razón ajena a los cambios hormonales que favorece que nos sintamos hinchadas, pesadas y con digestiones lentas es comer rápido. Muchas no somos conscientes de que comemos deprisa, pero si nuestras comidas principales duran menos de veinte o veinticinco minutos, es señal inequívoca de que comemos a gran velocidad. Y esta puede ser una de las causas del aumento de contorno en la zona media.

Si acabas de darte cuenta de que comes rápido, no te preocupes, no eres la única. Alrededor del 80 por ciento de las mujeres a partir de 40 años lo hacemos porque, una vez más, anteponemos las tareas pendientes a nuestras necesidades. De hecho, algunas de mis pacientes me han llegado a decir que no se sentaban a comer, que comían lo primero que encontraban en la nevera para picar algo rápido y «no perder tiempo». Otras me han explicado que comen delante del ordenador mientras trabajan para «aprovechar» o que baten el alimento para bebérselo líquido en el metro y continuar trabajando. De locos, ¿verdad? Pues sucede, y debemos cambiarlo.

Siempre tenemos prisa, lo hacemos todo pensando en la siguiente tarea que hemos de cumplir y, al final, se nos pasan los años pensando en lo siguiente que vamos a hacer sin vivir el presente. Lo mismo sucede con la comida: como no le damos la importancia que tiene, nos alimentamos deprisa al tiempo que realizamos aquello que tan bien se nos da y de lo que tanto presumimos: el *multitasking*. Esta multitarea, trasladada a la hora de la comida, obliga a nuestro sistema digestivo a realizar el trabajo que no hacemos de forma consciente con la dentadura: triturar el bolo alimenticio que deberíamos haber masticado en la boca.

En la cavidad bucal contamos con distintos elementos que facilitan la digestión. Por un lado, la saliva nos ayuda a humedecer y ablandar la comida. También tenemos enzimas salivales digestivas (amilasa y lipasa salival) que contribuyen a hidrolizar (romper) los hidratos de carbono y las grasas. Por su parte, los dientes intervienen en la descomposición del bolo alimenticio. Si no dedicamos un tiempo de conciencia a la comida, el bolo no llegará con textura de papilla al estómago, que tendrá que hacer el trabajo de los dientes. Fruto de este exceso de trabajo, empeora la absorción de nutrientes, que a la larga se traducirá en una peor salud física e intestinal (microbiota), menos energía y un aumento de la hinchazón en la zona media.

Cambiar un hábito de toda la vida es difícil, pero tomar conciencia de ello y poner en práctica pequeños cambios al comer nos ayudará a aumentar el tiempo que dedicamos a la comida y reduciremos la hinchazón abdominal.

En primer lugar, en la mesa, debemos sentarnos en una

postura más o menos erguida, con la espalda apoyada en el respaldo y los dos pies descansando en el suelo. Una buena postura mejorará el tránsito intestinal y tu digestión.

Mastiquemos cada bocado de veinticinco a cincuenta veces. Si es la primera vez que lo hacemos, aconsejo empezar con entre quince y veinticinco veces e incrementar el número de masticaciones de manera progresiva. Parece fácil, pero si no lo hacemos de forma habitual, cuesta. No te preocupes, es cuestión de hábito.

Asimismo, dejar los cubiertos en el plato cada vez que cojamos un bocado nos permitirá centrarnos en la comida, en los sabores y en masticar más veces y más lento. Si, por el contrario, mantenemos los cubiertos en las manos, lo que seguramente haremos es cortar el siguiente trozo de comida que vamos a ingerir, con lo que, de manera inevitable, pensaremos en el próximo bocado sin prestar atención ni disfrutar del que tenemos en la boca.

Por último, tomar bocados más pequeños y no llenarnos la cavidad oral de comida nos permitirá dejar más espacio para que el bolo alimenticio se mueva de un lado a otro, con lo que mejoraremos la salivación. Por último, para aprender a comer más despacio, es imprescindible apagar las pantallas —sé que es tentador, he tenido pacientes que me han dicho que no sabían comer sin mirar el móvil o la televisión—. Solo así estaremos prestando atención plena al proceso de comer y lo haremos más despacio.

La alteración de la microbiota durante el climaterio

En las últimas décadas han surgido los primeros estudios sobre la microbiota. Sé que dará mucho de que hablar en los próximos años, pues se está viendo que varía según la edad y el sexo[4] y que existe una relación entre los niveles de estrógenos y el desarrollo de enfermedades gastrointestinales, el síndrome del intestino irritable, el cáncer, el síndrome metabólico...[5, 6]

Asimismo, en los últimos años se ha podido saber que el microbioma intestinal se ve afectado por los estrógenos y que estos, a su vez, se ven afectados por el microbioma, es decir, se influyen entre ellos, por lo que en la menopausia, al producirse un descenso de las hormonas circulantes (estrógenos), la microbiota puede verse alterada.

De momento no hay estudios que hablen de ello, pero al relacionar el descenso hormonal con el cambio de microbioma, lo que veo en consulta es que es habitual el desarrollo de nuevas intolerancias que hay que tratar y que, deduzco, son derivadas del cambio hormonal.

Como profesional de la nutrición, si notas que tienes dolores de cabeza, que la barriga se te hincha a lo largo del día (sobre todo la zona inferior), que tienes digestiones lentas o estreñimiento pese a comer despacio, tomar cuatro o cinco raciones de vegetales al día y beber suficiente agua, te recomiendo que revises tus intolerancias con la ayuda de un profesional de la nutrición, porque quizá una de las causas de esta inflamación sea el desarrollo de alguna de ellas.

Aunque se esté viendo que nuestros niveles hormonales

pueden alterar la microbiota, la nutrición tiene un papel fundamental para su mantenimiento.[7] Una de las vías abiertas actualmente es la modulación del microbioma a través del consumo de fitoestrógenos en la alimentación.[8] Asimismo, está claro que hay nutrientes esenciales para la mejora de la salud intestinal, como la fibra (al menos 25-30 gramos al día), que cubrirás si ingieres una media de cuatro o cinco piezas vegetales al día (fruta y verdura), o el butirato, un ácido graso de cadena corta muy importante para el buen funcionamiento de la barrera epitelial,[9] ya que ayuda a evitar la permeabilidad intestinal.

El butirato o ácido butírico se forma por la fermentación en el colon de alimentos ricos en fibra soluble y por el almidón resistente, que encontrarás en alimentos como los cereales integrales, la pasta integral, el arroz integral, los garbanzos, las lentejas, los guisantes, las semillas de lino, los quesos, el chucrut fermentado, y en verduras y frutas; contienen inulina y oligofructosa, potentes prebióticos que promueven su formación.

Por tanto, para mejorar la salud intestinal es importante consumir alimentos ricos en prebióticos, probióticos y con almidón resistente. Es un tipo de almidón que el organismo no digiere y que tiene un efecto prebiótico, es decir, sirve de alimento a las bacterias del intestino grueso. Lo podemos encontrar en las legumbres, el arroz, las patatas, los boniatos, los cereales, etc. una vez cocinados y reposados. Un truco muy sencillo para ingerir almidón resistente es cocinar la pasta, el arroz o las patatas con anterioridad y consumirlos una vez hayan reposado en la nevera al menos veinticuatro horas. Cuando vayas a ingerir el almidón resistente, tómalo tibio. Si calientas mucho los hidratos de carbono, las cadenas de almidón desaparecerán y, con ello, su efecto prebiótico.

PLATO REINA

Ya te habrás dado cuenta de que en esta etapa aumentan nuestras necesidades de proteínas y de grasas saludables. En cambio, tenemos menos tolerancia a la glucosa,[10] por lo que debemos aprender a medir las raciones de hidratos de carbono para que no nos falte energía, pero sin consumirlos en exceso, de modo que no se traduzcan en un aumento de los marcadores inflamatorios y de la grasa en la zona media.

Para entender las proporciones saludables de cada macronutriente, en consulta siempre utilizo dibujos de platos que he diseñado para nosotras en esta etapa y que nos permiten ver de manera ilustrativa y entendible las proporciones de comida que aconsejo en cada toma.

En su momento diseñé dos platos, el **plato reina** (que veremos a continuación) y el **plato reina básico** (capítulo 9). El plato reina se divide en tres partes: medio plato lo ocupa una ración vegetal, que puede ser verdura, ensalada, puré, crema...; poco más de un cuarto está destinado a la proteína, como huevos, pescado, tofu, seitán, carne...; por último, la parte más pequeña del plato está ocupada por los hidratos de carbono. Los cereales, los tubérculos o las legumbres ocupan alrededor de un octavo del plato y han de ser siempre integrales para favorecer unas glucemias estables y evitar que se acumulen en forma de grasa.

Conocer las proporciones del plato reina nos permite garantizar la ingesta adecuada de los macronutrientes y micronutrientes, a la vez que nos facilita diseñar rápidamente combinaciones con las que tendremos la seguridad de que estaremos nutriéndonos correctamente. Debes recordar que el orden de los ingredientes en un plato es decreciente, igual que en las etiquetas (recuerda el DECA169), es decir, de lo que más hay es lo primero que se nombra. A partir de ahora, lo ideal para cubrir tus requerimientos metabólicos no es que comas un plato de pasta con boloñesa de carne, sino que la proporción correcta sería un plato de verdura con boloñesa de carne y pasta integral.

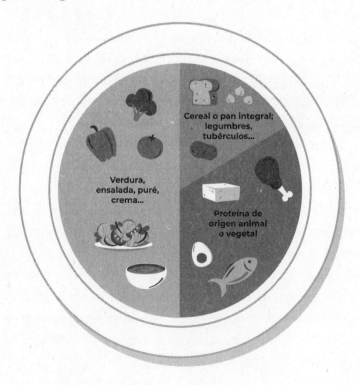

Algunos ejemplos de platos reina muy sencillos serían ensalada variada con pollo y arroz integral; verduras salteadas con huevo, atún y patata; verduras al horno con lubina y legumbres, estofado de verduras con pollo y lentejas... Si piensas en la composición del plato reina como si fuera un puzle que debes construir con alimentos, te será muy fácil nutrirte, mejorarás tu energía y reducirás el contorno abdominal.

6

Cambios de humor

«Mis hormonas y yo somos de bandos distintos»

«Me siento en una montaña rusa», «Estoy triste sin motivo», «Mis hormonas y yo somos de bandos distintos», «Lloro demasiado a menudo»... ¿Te suena alguna de estas frases? Seguro que sí. Los cambios de humor, la ansiedad o la depresión son más habituales en el climaterio y perimenopausia que en otras etapas de la vida.

Antes de que empieces a leer este capítulo, quiero decirte que nunca se llora demasiado. Si necesitas hacerlo, hazlo y libérate de emociones; te sentirás en paz. También quiero recordarte que nunca estamos tristes «sin motivo», porque, como mínimo, hay un cambio hormonal que favorece este sentimiento. Escúchate, sé benevolente y compasiva contigo y priorízate para entenderte.

El climaterio es una etapa muy larga, así que toma estos años de cambio como una oportunidad de autoconocimiento para resurgir de ella como una nueva reina. Te aseguro que, tras días grises, llegan otros mejores, y un correcto estilo de vida te ayudará a mejorar esa sensación de tristeza, irritabilidad, ansiedad o estado de depresión.

¿Por qué cambio tanto de humor?

Durante toda la vida, las mujeres vivimos cambios hormonales que algunos estudios califican como «dramáticos».[1] Se dan en la adolescencia, durante el embarazo, en el posparto, durante los ciclos menstruales, en la menopausia... Estas variaciones en los niveles de andrógenos, estrógenos y progesterona pueden afectar a todo el cuerpo, incluido el sistema nervioso central[2] y, por extensión, a nuestro humor y estado anímico.

Una explicación fisiológica es que los estrógenos tienen funciones neuroprotectoras que ayudan a mejorar la sinapsis neuronal (conexión de las neuronas en el cerebro) y la actividad y respiración mitocondrial (cerebro de las células), lo que favorece una correcta producción de ATP (energía), muy necesaria para el buen funcionamiento del cerebro. Asimismo, otras funciones de estas hormonas es que ayudan a reparar el ácido desoxirribonucleico (ADN, el material que contiene la información hereditaria en los humanos), mejoran la función cognitiva...[3] Todo ello explica por qué en la transición menopáusica algunas mujeres tenemos una «ventana de vulnerabilidad»[4] para el desarrollo de ansiedad, episodios depresivos, ganas excesivas de comer dulce...

Asimismo, en este periodo de fragilidad emocional, según un estudio realizado en 2014 con más de doscientas mujeres,[5] las que tienen antecedentes depresivos es más probable que desarrollen depresión durante el climaterio. Este dato está poco extendido, pero es importante darlo a conocer para que las mujeres a partir de 40 años con antecedentes busquemos los recursos necesarios para prevenir la depresión en esta etapa. De hecho, este estudio afirma que el riesgo de desarrollar síntomas depresivos es más habitual en la premenopausia y que, a partir del segundo año de posmenopausia, el riesgo de desarrollo es menor.

De igual manera, según estudios longitudinales, la angustia, ansiedad, estrés, depresión o estados depresivos, además de desarrollarse por los cambios hormonales, pueden ser desencadenados por otros factores, como padecer síntomas vasomotores o sofocos (capítulo 3), no contar con apoyo social, tener hábitos tóxicos como el tabaquismo, un IMC elevado o una baja autoestima.[6] Por tanto, las hormonas no son totalmente responsables de los cambios anímicos, sino que, una vez más, podemos comprobar que nuestro estilo de vida puede ayudarnos a reducir las posibilidades de desarrollar estados depresivos.

Ante todo, no te sientas culpable por tus cambios de humor, por estar triste o deprimida y, sobre todo, no pienses que eres una mujer débil por vivir un proceso en el que te sientas más decaída. Cuida tu alimentación y actividad física, habla con tu familia y tu entorno de cómo te sientes para que entiendan lo que estás viviendo, y pide apoyo profesional tanto psicológico como psiquiátrico o ginecológico, ya que la terapia hormonal sustitutiva puede ayudar en la mejora de los síntomas depresivos y en su prevención.[7]

Trastornos de la conducta alimentaria
durante la menopausia

A diario compruebo en consulta que la mayoría de las mujeres de mediana edad nos sentimos insatisfechas con nuestro cuerpo y queremos perder una media del 9 por ciento del peso,[8] a pesar de que muchas tenemos un normopeso y una composición corporal correcta. Es alarmante cómo nos afectan los cánones de belleza. A las mujeres que vivimos la adolescencia y la juventud en los años ochenta y noventa, la extrema delgadez nos sigue pareciendo sinónimo de belleza, salud y éxito, pero este ideal puede afectar a nuestro estado anímico y emocional.

Ya sabemos que los cambios hormonales y el estilo de vida influyen en la redistribución de la grasa (capítulo 5), que empieza a acumularse en la zona media, lo que puede afectar de forma notable a la autoestima y, por ende, al desarrollo de estados depresivos, pero también a nuestra relación con la comida.

Una *review* de 2012 explica por qué en esta etapa es más fácil que desarrollemos trastornos de la conducta alimentaria (TCA). Además de la presión social que tenemos por la eterna juventud y el valor que se da a la extrema delgadez, debemos añadir que las hormonas sexuales intervienen en la regulación del hambre y en la conducta alimentaria.[9] Por un lado, los estrógenos pueden inhibir la necesidad de comer, mientras que la progesterona y los andrógenos, como la testosterona, pueden estimular el apetito. En este momento, los cambios hormonales provocan un descenso de todas las hormonas sexuales (progesterona, estrógenos y andrógenos), pero no se da al mismo nivel en todas ellas: los estrógenos disminuyen más que la testosterona, y este aumento comparativo en la ratio hormonal a favor de esta última puede estimular el apetito y favorecer el desarrollo de conductas bulímicas.[10]

Asimismo, aunque se necesitan más estudios, literatura reciente vincula los cambios en los niveles de progesterona con la posibilidad del desarrollo de trastornos alimentarios en mujeres durante la perimenopausia. Este estudio, realizado con mujeres de entre 42 y 52 años, relaciona unos niveles más altos de progesterona (P4) y más bajos de estradiol (E2) con una mayor insatisfacción corporal y más atracones.[11] Por tanto, aunque muchos profesionales lo niegan, nuevos estudios confirman que tenemos más posibilidades de desarrollar una mala relación con la comida. Mi experiencia en consulta con mujeres climatéricas me ha demostrado que somos más sensibles a desarrollarlos en esta etapa.

Aunque una parte de esta vulnerabilidad se asocia a los cambios hormonales,[12] debemos tener en cuenta que, en la adolescencia, este cambio hormonal también existe, y aunque hay una posibilidad mayor de desarrollo de TCA, no todas las adolescentes los desarrollan. Esta idea también podemos aplicarla en nosotras mismas: aunque la fisiología favorezca su desarrollo, el conocimiento y la educación nutricional nos pueden ayudar a evitar este tipo de trastornos.

¿Qué puedo hacer para evitar un TCA?

Ante todo, y como siempre digo, la información es tu mejor aliada. Saber que eres vulnerable a este tipo de trastornos te ayudará a prestarte más atención. Si has padecido un TCA en la adolescencia, tienes más posibilidades de volver a desarrollarlo en esta etapa. En ese caso, pide ayuda psicológica profesional para prevenirlo y cuida tu alimentación desde una visión de la calidad y no de la cantidad de calorías que ingieres. De hecho, si estás pensando en realizar ayunos o dejar de comer para perder peso, mi consejo profesional y como amiga es que pares unos minutos, reflexiones todo lo que llevas leído hasta aquí y no lo hagas.

Si te fijas, a lo largo de estas páginas en ningún momento he hablado de comer menos, sino de cambiar las proporciones del plato (capítulo 5) adaptándolas a nuestras nuevas necesidades metabólicas: más proteínas que la población general, más grasas saludables para aportar saciedad y estabilizar de forma suave el sistema hormonal, y más vegetales para ingerir los micronutrientes que necesita el cuerpo para sentirse vital y con energía. Los únicos grupos alimentarios que hemos de controlar (por los diferentes tipos de calidades que hay) son los hidratos de carbono —que aconsejo que en la mayoría de las ingestas sean frutas, verduras, legumbres, tubérculos o derivados de cereales integrales—, pero te recuerdo que hay que comerlos cada día. No retires grupos de alimentos por tu cuenta. En esta etapa debemos comer de todo, y eliminar alimentos solo favorecerá una mala relación con la comida y un aumento del porcentaje de grasa con el paso del tiempo.

Quiero recordarte que tus mejores amigas durante el climaterio son la constancia y la paciencia. No tener prisa, tomar la menopausia como una nueva oportunidad de aprendizaje, de autoconocimiento y de mejora de tu salud, te permitirá dar más importancia a la calidad de los alimentos. Solo puedo decirte que la comida no es tu enemiga, es una gran compañera de viaje que, en el climaterio, te ayudará a sentirte más vital y reina que nunca. Confía en ella.

ALIMENTACIÓN *VERSUS* DEPRESIÓN EN LA MENOPAUSIA

Una *review* reciente relaciona la alimentación saludable con la prevención y la disminución de los síntomas depresivos. Como dietista, considero esencial dar a conocer esta relación porque existe una vía de comunicación bidireccional entre el sistema nervioso central (SNC) y el intestino que se conoce como «eje intestino-cerebro». Esta vía de comunicación se da por ambas partes: el intestino se regula a través de señales recibidas desde el SNC y, a su vez, este recibe las señales que le transmite el intestino y después las envía al cerebro. Cuando la alimentación no es adecuada (por ejemplo, muy rica en grasas hidrogenadas o trans, azúcares refinados, tóxicos, y con carencia de fibras, con alimentos fermentados...), la microbiota se puede alterar y facilitar el desarrollo de enfermedades del sistema nervioso central, como la depresión.[13]

Aunque falta indagar más, parece que existen una serie de micronutrientes que pueden ayudarnos a prevenir la depresión. Un correcto consumo de vitaminas del grupo B (B1, B2,

B6 y B12) está inversamente relacionado con el riesgo de depresión, sobre todo en mujeres.[14] Como dietista, siempre intento que las vitaminas sean dietéticas, es decir, que las ingiramos a través de la alimentación y que tomemos alimentos ricos en vitamina B, que podemos consumir de forma habitual: pescados, carnes, huevos, cereales integrales, frutos secos...

El triptófano es un aminoácido esencial que debemos ingerir a través de la alimentación porque nuestro organismo no puede sintetizarlo. Si tenemos un déficit alimentario, impediremos la formación de serotonina, un neurotransmisor que mejora nuestro estado anímico.

Este aminoácido, junto con la actividad física, influye en la cantidad de serotonina presente en el cerebro, de manera que aumenta el desarrollo de pensamientos positivos y reduce las posibilidades de padecer estados depresivos. Lo encontramos en la soja, el pescado, las nueces, los huevos, el queso, la leche, los cereales integrales, las carnes magras... Si tenemos un buen aporte de proteínas de diferentes alimentos, obtendremos la cantidad diaria necesaria de triptófano.

Asimismo, ingerir suficientes hidratos de carbono también mejora nuestro estado anímico porque la insulina favorece la entrada de la glucosa en las células para producir energía, lo que mejorará nuestra sensación de bienestar. De igual forma, tomar alimentos que regulen las glucemias (hidratos de carbono integrales, fruta, verdura, frutos secos, proteínas, legumbres...) también nos aportará energía durante más tiempo, lo que evitará la sensación de cansancio o de mal humor.

Por último, es importante saber que los síntomas depresivos están relacionados con un aumento del estrés oxidativo, que puede reducirse a través de una correcta ingesta de verduras y frutas, pues contienen antioxidantes naturales y ácidos grasos omega 3,[15] presentes sobre todo en pescados azules y algunas especies de algas.

Depresión y ejercicio

Como ya se ha comentado, el climaterio transita en nuestras vidas en un momento que puede ser muy estresante porque quizá coincida con una etapa de crecimiento profesional, hijos a nuestro cargo y familiares dependientes. Esto, unido a los cambios psicológicos, fisiológicos y físicos de este periodo, puede darnos una sensación de falta de control que favorece los estados depresivos.

Los pilares de los tratamientos en la depresión son intervenciones psicológicas y farmacológicas, pero también se están estudiando tratamientos alternativos para prevenirla y tratarla.[16] Ya hemos comentado que una alimentación saludable y adaptada a nuestras necesidades, junto con educación nutricional para mejorar la relación con la comida, puede ayudarnos a sentirnos más vitales, mejorar la microbiota y sufrir menos síntomas depresivos, pero el ejercicio también se ha demostrado que puede contribuir a prevenir y ser un tratamiento eficaz para la depresión.[17] De hecho, cuanto más nivel de actividad física, menor prevalencia de depresión y viceversa, personas que realizan menos de ciento cincuenta minutos de actividad física a la semana son más propensas a desarrollar una depresión.[18, 19]

Los mecanismos neurales del ejercicio sobre la depresión todavía se están estudiando, pero parece que la actividad física puede aliviar los síntomas de esta dolencia por vías similares a la medicación, como una mayor biodisponibilidad de serotonina, una regulación del eje hipotalámico-pituitario-adrenal y unos marcadores inflamatorios más reducidos.[20]

Sin embargo, pese a que la ciencia está avanzando a pasos agigantados relacionando la importancia del estilo de vida (ejercicio y alimentación) con un menor grado de depresión, el problema que encuentro en el historial clínico de la mayoría de mis pacientes es la falta de constancia en la actividad física y en la práctica de la alimentación saludable. El motivo es que tenemos una visión dicotómica de la vida de «todo o nada». Los años en consulta me han hecho ver que somos seres de «blanco o negro» y pensamos que, si no mantenemos una alimentación perfecta o no realizamos actividad física cada día y al menos una hora, no vale la pena porque no obtendremos resultados.

No obstante, debemos saber que, igual que no somos perfectas, la alimentación perfecta tampoco existe, pero sí una nutrición variada y saludable que, combinada con alimentos menos saludables, nos permitirá llevar una alimentación que seguirá siendo buena y antiinflamatoria. Además, mejorará nuestra relación con la comida y nos ayudará a eliminar la idea de «compensar» cuando comemos un poco más y a perder el concepto erróneo de «alimentos prohibidos» (no los hay, desconfía de todo el que hable mal de un alimento). Por otra parte, el hecho de permitirnos estos placeres creará una adherencia y favorecerá un estado anímico más positivo. Lo mismo sucede con la actividad física, es más saludable hacer veinte o veinticinco minutos diarios (que sumados al final de la semana son casi tres horas de ejercicio) que no hacer nada. Recuerda que entre el blanco y el negro hay una gran escala de grises, que son los colores que más se adaptarán a ti y con los que puedes obtener grandes resultados.

El papel de la meditación para reducir la ansiedad

En la actualidad, la meditación se utiliza y se estudia para mejorar la gestión del estrés, la ansiedad e incluso los desórdenes alimentarios o el abuso de sustancias como las drogas.

La meditación moderna es una herramienta enfocada a diferentes objetivos que deja de lado las creencias religiosas, muy presentes en la práctica tradicional. Asimismo, la nueva tiene una base más científica, sin desmerecer que la anterior es el fundamento de este «entrenamiento mental».

Nuestra mente es un incesante mar de pensamientos, ideas y divagaciones. Si nos sentamos en el sofá y cerramos los ojos nos daremos cuenta de que nunca para, salta de un proyecto a otro. Mientras dormimos, podríamos pensar que nuestro cerebro descansa, pero nada más lejos de la realidad. El cuerpo se recupera físicamente, pero la mente vaga en sueños y pesadillas, lo que puede causar que nos despertemos más cansadas de lo que estábamos al ir a dormir.

La práctica de la meditación o el *mindfulness* consigue calmar la mente y frenar el «caos» interno de pensamientos, lo que nos permite disfrutar de un descanso completo.

Mi profesor de meditación, con más de treinta años de experiencia, a veces compara esta práctica con el deporte: «Al hacer ejercicio entrenamos el físico, mientras que la meditación ayuda a entrenar la mente. Es su gimnasia».

Meditar mejora la calidad del sueño, nuestra capacidad de atención, aumenta el grado de optimismo y positividad, reduce los estados depresivos y nos permite gestionar mejor el estrés, la ansiedad y los pensamientos obsesivos. De hecho, cada vez hay más estudios que corroboran su utilidad. Una revisión presentada en 2019 en una revista de psicología clínica[21] concluye que hay evidencias de que la meditación-*mindfulness* pueden funcionar igual que los tratamientos tradicionales para mejorar los síntomas de depresión, ansiedad, dolor y abuso de sustancias.

El metaanálisis y la revisión de estudios hechos por una revista médica de medicina de familia[22] explica que la meditación como monoterapia o terapia adjunta tiene efectos positivos sobre la depresión, y que sus efectos pueden durar seis meses o más. También recomienda el ejercicio como terapia, sobre todo en casos de depresión resistente, depresión unipolar y desorden de estrés postraumático.

Un último estudio publicado en 2013[23] (ensayo controlado aleatorio realizado con noventa y tres personas diagnosticadas de ansiedad) reconoce en sus conclusiones una mejora de los síntomas de ansiedad y en la reactividad al estrés.

La meditación me ha ayudado a reducir el estrés y la ansiedad, a descansar y dormir mejor, y a que mi estado de ánimo sea más positivo y alegre. Empecé a notar estos efectos a partir de las tres semanas de meditación con veinte minutos diarios que me reportaron unos claros beneficios, así que puedo asegurar que su práctica vale la pena. Opino que la meditación, junto con el ejercicio, es una potente herramienta que permite combatir los estados de estrés y ansiedad, tan habituales en nuestro ritmo de vida actual y durante el climaterio.

SUPLEMENTOS PARA LA MEJORA DE LA ANSIEDAD

Gracias a los conocimientos transmitidos de generación en generación y a la aplicación a la medicina de plantas de uso tradicional, hoy tenemos extractos que nos pueden ayudar en trastornos como la ansiedad, muy común en periodos de perimenopausia y menopausia.

Ten en cuenta que la efectividad de un suplemento depende del uso de los extractos estandarizados, de los principios activos de las plantas y de sus formas de preservación. Permite que te recuerde que no debes usar suplementos sin prescripción profesional y que, si estás tomando medicamentos, consultes con tu médico si puedes utilizarlos para comprobar que no existan contraindicaciones.

Hay varios extractos de plantas que se usan de forma tradicional para mejorar los síntomas de la ansiedad. Puedo destacar la *Cimicifuga racemosa*, el kava o *Piper methysticum* y la hierba de San Juan, que se pueden emplear por separado.

Se ha estudiado que sirven para reducir la ansiedad en la menopausia.[24]

Otros extractos y suplementos que tienen efectos muy positivos en la ansiedad y que se utilizan de forma tradicional son la pasiflora (*Passiflora incarnata*) y las combinaciones de los aminoácidos lisina y arginina. Por otra parte, la suplementación con magnesio puede ser de ayuda si estamos consumiendo cantidades insuficientes en nuestra alimentación diaria.[25]

Por último, una revisión realizada por investigadores españoles revela que hay combinaciones de extractos de plantas para el tratamiento de la ansiedad y trastornos del sueño y del estado de ánimo. Una que parece poseer este efecto sinérgico es la mezcla de valeriana, pasiflora y lavanda.[26]

En resumen, es importante que, durante la menopausia, tomemos conciencia de que la nutrición, el ejercicio y actividades como la meditación son esenciales para prevenir los síntomas depresivos. Tenemos abierta una ventana de vulnerabilidad, y ser conscientes de ella y cuidar nuestro estilo de vida nos puede ayudar a prevenir su desarrollo.

Recuerda

Los estrógenos tienen una función neuroprotectora que mejora la comunicación neuronal, ayuda a producir energía para el buen funcionamiento del cerebro y a reparar el ADN, entre otras funciones. Durante la transición menopáusica se producen alteraciones en los niveles hormonales que rompen esta homeostasis (equilibrio) y quizá desemboquen en la aparición de episodios depresivos.

La alimentación puede ayudarnos a prevenir la depresión. Una correcta ingesta de vitaminas del grupo B y triptófano, muy presentes en alimentos ricos en proteínas y cereales, nos ayudará a evitarla. Recuerda el plato reina: medio plato de verduras, más de un cuarto de proteína y un octavo de hidrato de carbono derivado de cereales, tubérculos o legumbres. Con ello, estaremos asegurando la ingesta correcta de vitaminas del grupo B y triptófano para controlar el desarrollo de los estados depresivos.

El ejercicio diario también puede ayudarnos a aliviar síntomas depresivos y de ansiedad porque aumentan la biodisponibilidad de serotonina y reducen los marcadores inflamatorios que pueden estar relacionados con la depresión. Es importante que recuerdes que no es necesario hacer muchas horas de actividad física, ya que con menos de treinta minutos diarios ya se reduce la posibilidad de depresión.

La meditación es otra herramienta que nos ayuda a calmar la vorágine de pensamientos continuos que nos asaltan. Poner orden a este caos nos ayuda a reducir nuestros niveles de estrés y ansiedad, además de a descansar mejor, lo que a la larga se traduce en estados más positivos. Para notar su efecto, no es necesario pasar horas meditando; con sesiones de veinte minutos diarios, en pocas semanas notaremos mejoría en la gestión del estrés y en nuestro estado anímico.

Durante el climaterio también tenemos más posibilidades de desarrollar un TCA debido a que observamos cambios en nuestro cuerpo que no aceptamos, pero también porque los cambios hormonales (más progesterona y menos estradiol) pueden favorecer más atracones y una mayor insatisfacción corporal. Sin embargo, pese a que pueden propiciar TCA, una buena base de educación nutricional y saber de antemano que en esta etapa podemos sufrirlos nos ayudará a prevenirlos.

Por último, suplementos como la *Cimicifuga racemosa*, la pasiflora, la lavanda, la valeriana, la hierba de San Juan... pueden ayudarnos a reducir la ansiedad y mejorar nuestro estado anímico.

No olvides que en esta etapa somos muy vulnerables, lo que puede favorecer la aparición de estos episodios. No te sientas culpable y pide ayuda profesional.

7

La piel

«¿Cómo puede cambiar tanto en tan poco tiempo?»

La piel es el mayor tejido de nuestro cuerpo, una barrera protectora que evita infecciones y, al mismo tiempo, nos ayuda a mantener un equilibrio hídrico que previene la deshidratación. También interviene en la regulación de la temperatura corporal, y es un claro reflejo de nuestras emociones: se ilumina cuando estamos contentas, se eriza cuando nos asustamos, palidece al disgustarnos y se sonroja en momentos de emoción, de vergüenza o cuando padecemos sofocos (es importante mencionarlo).

La piel es un órgano en modificación continua que refleja lo que nos sucede a nivel interno, de manera que, una vez más, los cambios hormonales que se producen durante la menopausia se manifiestan en la piel. Muchas de mis pacientes me explican que notan que su piel cambia por momentos, que ha perdido elasticidad, que no brilla como antes, que está más seca, menos firme... El envejecimiento de la piel es fruto de una combinación de factores cronológicos, ambientales, genéticos, hormonales y de estilo de vida.[1] La disminución drástica de los niveles séricos de estrógenos favorece que, durante la menopausia o cerca de ella, notemos que la calidad de nuestra piel cambia.

Los estrógenos ayudan a la retención de agua en la piel, al mantenimiento del colágeno y de la elasticidad, de manera que la disminución de estas hormonas puede provocar cambios estructurales en las fibras de elastina, lo que da lugar a la aparición de más arrugas en esta etapa. De hecho, el grosor de nuestra piel puede disminuir 1,1 por ciento al año y podemos llegar a perder hasta un 30 por ciento del colágeno dérmico en los primeros cinco años después de la menopausia.[2] Sin embargo, el envejecimiento, como comentaba, no solo se debe a los cambios hormonales, sino también a factores ambientales y de estilo de vida que podemos controlar.

Además de los tratamientos médicos (como la terapia hormonal sustitutiva), el uso tópico de cremas bien formuladas sin parabenos o la disminución del estrés a través de la meditación y una nutrición variada y rica en vitaminas y minerales son herramientas eficaces que nos ayudarán a tener un envejecimiento más sostenido de la piel. La alimentación equilibrada nos protege y restaura la barrera epidérmica, mejora la hidratación, reduce los procesos oxidativos y disminuye el riesgo de cáncer de piel.[3] Así como esta es un fiel reflejo de nuestras emociones, también es un indicador de las carencias nutricionales. Las vitaminas, los minerales y los ácidos grasos son algunos de los nutrientes que nos ayudarán a mejorar la firmeza, la sequedad, la elasticidad y el color de la piel.

Micronutrientes para cuidar de nuestra piel durante la menopausia

Las vitaminas, aunque no tienen un papel activo en el suministro de energía, son catalizadores biológicos y, por tanto, esenciales para el desarrollo y el mantenimiento de todas las estructuras de nuestro cuerpo, entre ellas, la piel.[4] Entre las vitaminas que mantienen la dermis saludable y favorecen un buen envejecimiento, encontramos las vitaminas A, C y E.

- **Vitamina A.** Tanto esta vitamina como sus derivados —también llamados «retinoides»— reducen la pérdida de agua transepidérmica y aumentan la síntesis de elastina y colágeno a través de los fibroblastos, lo que puede ayudar a la mejora de la firmeza y elasticidad de la piel.[5]

  Podemos obtenerla a través de la alimentación con fuentes animales (retinol) y vegetales (provitamina A). Es una vitamina liposoluble, de forma que fuentes grasas como los huevos, los lácteos enteros, las nueces, el hígado, el pescado azul, el aceite de pescado, etc. nos dan un buen aporte de ella. También las fuentes vegetales naranjas y amarillas —zanahorias, calabazas, boniatos, pimientos, mangos, albaricoques...— y vegetales de hoja verde oscura —brócoli, acelgas, espinacas...— nos ayudarán a cubrir nuestros requerimientos.
- **Vitamina C.** Participa en la síntesis del colágeno, tiene capacidad antiarrugas, protege la piel de la radiación ultravioleta[6] y puede inhibir la melanogénesis o la for-

mación de manchas de la edad.[7, 8] Frutas, sobre todo las cítricas y hortalizas —tomates, pimientos, brócoli, coles de Bruselas, kale...— son una gran fuente de esta vitamina.

- **Vitamina E o tocoferol.** Tiene la capacidad de eliminar los radicales libres y retrasa el envejecimiento de la piel. Asimismo, se le confieren propiedades fotoprotectoras, reafirmantes e hidratantes, pudiendo mejorar la elasticidad y la textura de la piel.[9] Podemos encontrarla en el pescado azul, los frutos secos, los aceites vegetales, las semillas, los vegetales de hoja verde, los aguacates...

Los **minerales** también son esenciales para el cuidado de la piel durante el climaterio. Cuando se habla de envejecimiento de la piel, minerales como el cobre, el selenio o el zinc toman importancia. El **cobre** favorece la proliferación de los fibroblastos, las células de la dermis que ayudan a la formación de colágeno y elastina. Asimismo, es un cofactor de enzimas importantes para la protección de la piel de radicales libres y previene el daño oxidativo.[10]

El **selenio** protege la piel del estrés oxidativo producido por la radiación ultravioleta, de manera que puede inhibir las arrugas y retrasar el envejecimiento de la piel, revirtiendo el daño de la luz UV. Fuentes de selenio son las nueces de Brasil, el marisco, los lácteos, los huevos, la carne, los cereales, el brócoli, los espárragos...[11]

Por su parte, el **zinc**, igual que el selenio, ayuda a prevenir el daño de los rayos UV, influye en el metabolismo del colágeno y contribuye a la regeneración y cicatrización de la piel. Alimentos ricos en zinc son los proteicos, como la carne roja y blanca, el pescado, las nueces, las legumbres, los lácteos...

Asimismo, los **ácidos grasos esenciales** ingeridos a través de la dieta —como los omega 3 y los omega 6— son imprescindibles para el correcto funcionamiento de la barrera epidérmica, conseguir un buen equilibrio hídrico de la epidermis y reducir los efectos negativos de la radiación UV,[12] lo que previene el fotoenvejecimiento. Algunas fuentes de omega 6 son las semillas de sésamo y los derivados de aceite, las semillas de girasol, el germen de trigo, el aceite de onagra... Encontramos el omega 3 en el pescado azul, las semillas de lino, de chía, el aceite de linaza...

Hay más micronutrientes que pueden ayudarnos a mejorar nuestra piel, pero solo nombraré los polifenoles, compuestos fitoquímicos presentes en las plantas que aportan color a los alimentos: rojos, púrpuras, verdes, azules, amarillos... Tienen propiedades antioxidantes y reducen la acción de los radicales libres. Asimismo, mejoran la elasticidad, nos protegen de la acción de los rayos UVA y ayudan a la regeneración natural de la piel.[13] En líneas generales, fuentes ricas de polifenoles son las frutas, las verduras, las hortalizas, las legumbres...

Como has podido comprobar, la alimentación tiene un papel muy importante en la hidratación de la piel, en la reducción de los procesos oxidativos, en las manchas derivadas de la exposición al sol y, en definitiva, reduce su envejecimiento. Seguramente pensarás que es muy difícil cumplir con todos los requerimientos de vitaminas, minerales, ácidos grasos, polifenoles... No es así. No has de dejar la alimentación al azar. Ten en cuenta que el truco está en comer variado, diseñar platos coloridos, comprar productos de temporada y cumplir con el tamaño y las frecuencias de consumo (capítulos 1 y 4).

Aunque la alimentación es un aspecto esencial de nuestra vida y para el cuidado de la piel porque es un acto que realizamos al menos tres veces al día, el estado de nuestra dermis también dependerá de la reducción de hábitos tóxicos como el tabaco o el alcohol, de nuestro nivel de estrés, de la calidad del sueño, de la actividad física y, cómo no, del uso de cremas bien formuladas. La investigación tiene un precio, de manera que las cremas caras (no hace falta que compres la más exclusiva) suelen tener una mejor formulación y calidad de nutrientes.

ACNÉ Y MENOPAUSIA

Siempre comparo la menopausia con una segunda adolescencia porque se dan cambios hormonales, padecemos alteraciones de humor y de sueño, el cuerpo cambia y sí, podemos tener una mayor predisposición al acné, que puede ser más persistente que el adolescente.

Durante la menopausia, tiene una etiología multifactorial,[14] siendo la genética y el cambio hormonal factores muy importantes en su desarrollo, pero el estilo de vida puede ser un desencadenante.

Por un lado, en el desarrollo de acné menopáusico influye

el historial clínico. Las mujeres que a lo largo de su vida o en la adolescencia han padecido problemas de acné, tienen más probabilidades de sufrirlo en esta etapa. Asimismo, la genética también es importante, ya que, con antecedentes familiares, es más fácil desarrollarlo.[15]

Entre los factores de estilo de vida que pueden ser desencadenantes, está nuestra composición corporal. Con un IMC de sobrepeso u obesidad, hay una mayor posibilidad de acné.[16] Asimismo, en la menopausia, tenemos un hiperandrogenismo relativo que puede derivar en acné y verse aumentado con el estrés.

El estrés y la falta de sueño favorecen el aumento de la hormona liberadora de corticotropina (CRH) que, junto con la presencia de unas enzimas específicas, contribuye a la conversión de la dehidroepiandrosterona (DHEA) en testosterona,[17] lo que potencia la aparición de esta patología. Asimismo, la obesidad en la zona media (capítulo 5) también está relacionada con una resistencia a la insulina y a la hiperinsulinemia, que favorece el hiperandrogenismo y la aparición de granos faciales.

En resumen, el factor hormonal y la genética influyen en el desarrollo de acné menopáusico, pero nuestro estilo de vida tiene una gran relación en su desarrollo. Asimismo, su tratamiento variará en función de su gravedad. Te aconsejo que acudas a un dermatólogo y que preguntes a tu ginecólogo sobre los tratamientos existentes para su mejora.

Diferentes estudios garantizan que una pérdida de peso,[18] un menor estrés, dejar de fumar y realizar una nutrición con cargas glucémicas estables (la alimentación que has ido leyendo hasta ahora) pueden reducirlo. De igual forma, pese a que soy una firme defensora del uso de la leche y sus derivados en la menopausia, diferentes estudios relacionan el consumo de leche bovina con un aumento de IGF 1 (factor de crecimiento insulínico tipo 1),[19, 20] de manera que, si tienes acné, otro recurso que se postula para reducirlo es disminuir el consumo de leche de vaca.

Por último, ten en cuenta que tus rutinas diarias pueden ayudarte a reducir el acné. Además de los tratamientos médicos personalizados, te aconsejo lavarte la cara una o dos veces al día con un jabón adecuado, pero no más, porque puede secar demasiado tu piel. Evita el uso de exfoliantes porque pueden causar irritación y utiliza cosméticos con base de agua en lugar de aceite.

El cuero cabelludo y la pérdida de pelo durante la menopausia

La pérdida de cabello afecta tanto a hombres como a mujeres. En ellos, la alopecia viene impulsada por la presencia de andrógenos (alopecia androgenética) y sigue un patrón de regresión frontotemporal y de vértice (entradas de las sienes y en la coronilla), que con el paso de los años se acaban uniendo y formando las típicas calvas masculinas.[21]

Las mujeres también experimentamos una pérdida de cabello de patrón femenino (FPHL)[22, 23] que afecta al cuero cabelludo frontal. Puede llegar a afectar a un tercio de las mujeres caucásicas adultas como resultado de que el folículo piloso se hace más pequeño a la vez que se reducen las fibras por unidad folicular.[24]

Muchas me explicáis que notáis el pelo más quebradizo, seco, con menos brillo o más fino en esta época. De hecho, se estima que a los 60 años el 80 por ciento de las mujeres experimentaremos una pérdida de cabello.[25] Según un reciente estudio publicado en 2020,[26] la ciencia se ha centrado en el ciclo del cabello, en el tamaño del folículo y en la fibra producida, pero se ha dejado de lado el entorno dérmico de nacimiento del cabello, es decir, se ha estudiado muy poco cómo el cuero cabelludo puede afectar al folículo piloso (parte interna de la piel que da lugar al crecimiento del cabello).

Esta teoría tiene sentido, porque, así como los cambios hormonales (genéticos, ambientales y de estilo de vida) influyen en la piel durante el climaterio, el cuero cabelludo puede verse afectado y contribuir a la calidad del pelo. No hay estudios que demuestren que una alimentación saludable la mejore en la menopausia, pero en pacientes que he tendido en consulta y que notaban que la calidad de su cabello era más fina y quebradiza, tras meses de cambio en la alimentación, notaron una mejora.

Algunas de las estrategias que implemento en consulta es la mejora de la ingesta proteica, pero también de vitaminas, con el objetivo de reducir la pérdida de agua transepidérmica (vitamina A y ácidos grasos esenciales) y de retrasar el envejecimiento del cuero cabelludo (vitamina E, zinc y selenio).

Una vez que realizamos una correcta ingesta de vitaminas, debemos hacerlas llegar al cuero cabelludo. La sangre transporta los nutrientes, de manera que siempre recomiendo que, al ducharnos, nos masajeemos el cuero cabelludo para activar la circulación y hacer llegar los nutrientes a la raíz para mejorar su estructura. Asimismo, es muy recomendable usar champús naturales, acabar las duchas con agua fría para cerrar la cutícula, no secar el cabello con un secador muy caliente, evitar las planchas y, en caso de optar por teñirnos el pelo, utilizar tintes naturales y sin amoniaco.

LO QUE LA CIENCIA DICE DEL COLÁGENO

El **colágeno** es una proteína presente en nuestra piel. Se usa en la alimentación por su poder gelificante, como suplemento para deportistas o, en nuestro caso, como aporte suplementario para la piel. El más adecuado es el **hidrolizado**. Este se utiliza como suplemento dietético y en cosméticos para mejorar la calidad y la apariencia de la piel. Hay bastantes estudios que hablan sobre la suplementación de colágeno y sus efectos en la calidad de la piel. Aunque también se encuentran resultados contradictorios, dosis de 5 gramos al día de colágeno hidrolizado arrojan evidencias en la mejora de la piel en mujeres de entre 35 y 55 años, siendo estas últimas las que notan efectos más positivos sobre la elasticidad.[27]

Un estudio clínico con cartílago hidrolizado de pescado realizado en mujeres de entre 45 y 59 años halló mejoras significativas en la morfología y estructura de la región nasolabial. Las usuarias tomaron 500 miligramos de colágeno hidrolizado de cartílago de pescado y notaron mejoras en tres meses.[28]

Por último, una revisión de estudios publicada en 2022 relativa a la suplementación con colágeno hidrolizado, finaliza con una conclusión interesante que afirma que, aunque algunos estudios han demostrado que puede mejorar la elasticidad y la hidratación de la piel, las afirmaciones dermatológicas en los medios de comunicación sobrepasan las evidencias actuales que se apoyan en la literatura científica; es decir, parece que exageran sus beneficios.

Como todavía queda mucho por estudiar, si piensas utilizar suplementos de colágeno hidrolizado, te recomiendo que tomes una dosificación de entre 5 y 10 gramos al día y que valores si en un mes obtienes resultados. Si puedes encontrar un suplemento que contenga los nutrientes que ayudan a la formación del colágeno y que vengan en la misma fórmula, mejor. Estos nutrientes son la vitamina C, el magnesio, el silicio y el hierro.

8

Libido y apetito sexual

«¿Relaciones sexuales? ¿Libido? ¿Qué es eso?»

Algunas de mis pacientes me explican en consulta que no notan cambios respecto a la sexualidad durante la menopausia,[1] y otras que su actividad sexual aumenta y es más satisfactoria. Sin embargo, la mayoría y algunos estudios, que hablan de la percepción de la sexualidad durante la menopausia, coinciden en que la función sexual en esta etapa puede disminuir.[2] Los síntomas más comunes son un descenso de deseo sexual, falta de excitación, peor lubricación, sequedad vaginal, o dispareunia, es decir, dolor con la penetración, ya sea desde el principio, durante o después del acto sexual. De hecho, entre el 30 y el 80 por ciento de las mujeres, en función del estudio consultado, presentamos alguna disfunción sexual en la menopausia.[3, 4]

La sexualidad viene influenciada en gran medida por nuestros niveles hormonales. El descenso de las hormonas esteroideas que tiene lugar durante la transición menopáusica juega un papel importante en nuestra actividad y respuesta sexual. Estos cambios pueden provocar, además de sequedad vaginal, y relaciones sexuales dolorosas, atrofia del clítoris, disminución de la sensibilidad, prolapso urogenital, menos sensibilidad al tacto...[5] En este sentido, los tratamientos hormonales son muy efectivos y seguros siempre que se estudie cada paciente de forma individualizada y se haga un tratamiento a medida.

Sin embargo, hay mujeres que no quieren utilizar este tipo de terapias o no tienen un perfil adecuado para estos tratamientos debido a su historial médico o familiar. En estos casos, es importante saber que la sexualidad también depende de la intimidad con la pareja, del disfrute en los encuentros sexuales, de la psicología y autoestima, de la alimentación, de la actividad física, del nivel de estrés, de la calidad del descanso... Es un acto en el que se influye de una forma tan multifactorial, que achacar el descenso de la vida sexual en el climaterio al descenso hormonal puede ser un error.

En este sentido, como mujer y dietista, considero primordial abordar la sexualidad con un apoyo multidisciplinar: hablarlo con la pareja, acudir a una sexóloga, pedir apoyo ginecológico y hacer cambios en la alimentación y en la actividad física. De hecho, considero que la promoción de un estilo de vida y la educación nos ayudará a llegar a esta etapa con una actitud más abierta e informada, con más motivación para introducir cambios en nuestro estilo de vida que se traducirán en una mejora inequívoca de nuestra calidad de vida, donde también entra, cómo no, la sexualidad. De hecho, un reciente estudio publicado en diciembre de 2021 sugiere que hay factores de estilo de vida relacionados con una mejora del funcionamiento sexual en las mujeres menopáusicas, como el manejo del estrés (capítulo 6) o la mejora de las relaciones interpersonales. Asimismo, este estudio remarca que un plan de actividad física regular puede reducir la incidencia de sequedad vaginal y la disfunción sexual.[6]

NUTRICIÓN Y MEJORA DE LA DISFUNCIÓN SEXUAL

Hay muy pocos estudios que relacionen la alimentación con la salud sexual femenina. Además, los que lo hacen se centran en estados patológicos como el síndrome metabólico, la obesidad o los trastornos alimentarios y cómo estos influyen en el deseo sexual.[7]

En consulta, compruebo a diario que la alimentación tiene una influencia transversal en el organismo y puede cambiar de forma positiva o negativa la vida sexual. Si dejamos de lado el mito de los alimentos afrodisíacos —de los que de momento no hay evidencia científica que refuerce la idea de que mejoran la actividad sexual (ostras, fresas, chocolate...)— y nos centramos en una alimentación más natural y antiinflamatoria, podremos mejorar la función sexual. De hecho, mujeres con unos niveles altos de glucosa en ayunas o con los triglicéridos alterados tienen una mayor posibilidad de disfunción sexual que las que tienen una analítica correcta. Asimismo, el síndrome metabólico o síndrome X (muy habitual en el climaterio) está relacionado con una mayor disfunción sexual en las mujeres menopáusicas.[8] Este síndrome se caracteriza por un conjunto de factores, como tensión arterial alta, hipercolesterolemia, glucosa alta en ayunas, contorno de cintura mayor de 89 centímetros... Combinados entre sí (al menos tres), son un predictor del riesgo de enfermedad cardiovascular, de desarrollo de diabetes tipo 2 y, según algunos estudios, de una peor vida sexual.

Este síndrome también está relacionado con marcadores inflamatorios (interleucina 6 o la proteína C reactiva) que empeoran las relaciones sexuales. Estos marcadores pueden afectar a la formación de óxido nítrico (ON), un compuesto que mejora la circulación sanguínea en los músculos y en las terminaciones nerviosas de la zona genitourinaria, lo que mejora el placer sexual.

Podemos mejorar la función sexual por diferentes vías a través de la alimentación. Por un lado, aconsejo introducir de forma habitual en nuestros platos todos aquellos alimentos que nos ayuden a aumentar la formación de ON. Son todos aquellos ricos en arginina, un aminoácido precursor de este óxido que se encuentra en pescados, aves, lácteos... También recomiendo el consumo de los nitratos presentes en vegetales tan habituales como las acelgas, la remolacha, la lechuga, las espinacas o las zanahorias. Estos alimentos, una vez que entran en contacto con nuestras bacterias bucales y los ácidos estomacales, se convierten en ON y ayudan a mejorar nuestro placer. Por último, hemos de tener en cuenta los antioxidantes, presentes en los vegetales, que impiden que los nitratos ingeridos en la nutrición se descompongan y ayudan a que se conviertan en ON.

Además de asegurarnos su formación, debemos mejorar el estado metabólico a través de una alimentación que nos ayude a reducir los marcadores inflamatorios. En este sentido, los alimentos que no recomiendo en casos de falta de deseo sexual son los azúcares simples (en cualquiera de sus modalidades: harinas refinadas, productos ultraprocesados, alcohol, refrescos, bollería...), embutidos, o abusar de las carnes rojas, grasas saturadas, hidrogenadas, trans... En cambio, los que nos pueden ayudar a reducir la inflamación y mejorar el deseo sexual son todas las frutas y verduras de temporada, los frutos secos y las semillas, el aceite de oliva, el pescado azul, los cereales integrales, las legumbres... Resumiendo, si nos ajustamos a las frecuencias de consumo del capítulo 1 y a la composición del plato reina, aumentaremos la síntesis de ON, reduciremos los niveles de inflamación y mejoraremos los factores asociados al síndrome metabólico y, con ello, nuestra función sexual.

Es importante mencionar que una actividad física regular que haga aumentar el aporte de sangre a los músculos (la mayoría de la actividad física) también mejora el sistema circulatorio, lo que, unido a un aumento en la ingesta de arginina y nitratos, potenciarán nuestro deseo sexual.

Especias que mejorarán nuestro deseo sexual

Además de la alimentación, un buen complemento para reducir los marcadores inflamatorios son las especias. Las podemos usar de forma habitual en los platos e infusiones, y combinadas con actividad física pueden mejorar nuestro deseo sexual:

- **Orégano.** Es antioxidante, antiinflamatorio y antidiabético,[9] propiedades que ayudan a mejorar la satisfacción sexual. Podemos utilizarlo en aceite esencial o en la vida diaria añadiéndolo a platos con quesos, ensaladas, cremas de verduras...

- **Jengibre.** Valorado por sus compuestos fenólicos, como los gingeroles y los *shogaoles*, tiene propiedades que ayudan a mejorar la función sexual: es antioxidante, antiinflamatorio, reduce la resistencia a la insulina y tiene capacidad protectora cardiovascular.[10] Podemos utilizarlo en infusiones, para marinar carnes y pescados, en ensaladas, guisos...

- **Cúrcuma.** Es una especia originaria de la India que tiene propiedades antibióticas, antiinflamatorias y antienvejecimiento (no debe confundirse con el curri).[11] Podemos combinarla con el comino y añadirla a verduras, pasta o arroz integral. Cambiará el sabor de nuestros platos y ayudará a mejorar la salud sexual.

- **Romero.** Es una planta medicinal originaria del Mediterráneo que, además de dar un aroma exquisito a nuestras ensaladas y cremas de verduras, tiene moléculas bioactivas y fitocompuestos con una gran capacidad antiinflamatoria y antioxidante[12] que ayuda a la síntesis del ON y mejoran el deseo sexual.

- **Canela.** Además de su capacidad antimicrobiana que previene la formación de las caries,[13] es una de las especias más conocidas por su poder antiinflamatorio,[14] muy importante en la mejora de la satisfacción sexual. También ayuda a regular las glucemias, con lo que reduce la ansiedad por dulces.[15] Podemos tomarla en carnes y pescados o añadirla al kéfir, al yogur...

- **Clavo.** Esta especia aromática con origen en Indonesia tiene una gran capacidad antiinflamatoria.[16] Podemos utilizarla en infusiones, para aromatizar aceites o añadirla a carnes, verduras o arroces integrales.

Los alimentos ricos en isoflavonas pueden mejorar la salud sexual en la menopausia.[17] Las encontraremos en la soja, el tofu, el tempe, la heura, las legumbres...

La dieta mediterránea y su aplicación afrodisíaca

Una de las pautas nutricionales más estudiadas ha sido la dieta mediterránea y, cómo no, es también de las pocas analizadas con relación a la mejora de la salud sexual femenina. Diferentes investigaciones relacionan una mayor adherencia a la dieta mediterránea con una menor disfunción sexual. Giuliano *et al.*[18] estudiaron a casi seiscientas mujeres con diabetes 2. Las que seguían un plan de alimentación mediterráneo o similar manifestaron una mejor función sexual. Asimismo, un estudio realizado durante dos años en mujeres con síndrome metabólico[19] concluyó que las pacientes que seguían una dieta mediterránea redujeron la inflamación y su función sexual mejoró.

La pauta nutricional mediterránea es la que has ido leyendo a lo largo de estas páginas y la que promuevo entre mis pacientes, con la única modificación de que adapto las raciones de hidratos de carbono derivados de cereales para controlar las glucemias y evitar el desarrollo de diabetes tipo 2, habitual en la menopausia. Se caracteriza por ser antiinflamatoria, libre de ultraprocesados y sin exceso de azúcares libres, pero rica en ácidos grasos poliinsaturados, frutas, verduras, cereales integrales, frutos secos, pescados, aves... (capítulo 1).

Se ha estudiado que otras pautas nutricionales —como la cetogénica— obtienen resultados muy prometedores, pero se necesita más investigación. Por un lado, la dieta cetogénica puede mejorar la función sexual en mujeres con obesidad y su sensibilidad al orgasmo en las fases de cetosis máxima. Otras dietas, como las veganas o las vegetarianas, no se han estudiado en relación con la sexualidad femenina, pero cabe esperar que, al ser ricas en frutas y verduras, pueden tener efectos similares a los de la mediterránea.[20]

SEQUEDAD VAGINAL

Este es otro de los síntomas vulvovaginales de la transición menopáusica que afecta casi al 19 por ciento de las mujeres durante la premenopausia y a entre el 30 y el 50 por ciento de las mujeres en la posmenopausia.[21, 22] Según el informe SWAN,[23] el paso de los años se asoció más a la sequedad vaginal que a la disminución de estradiol (E2), lo que implica que la causa de este síntoma es mucho más compleja que el descenso hormonal.

Asimismo, el problema de la sequedad vaginal, además de causar dispareunia (dolor antes, durante o después de la penetración) y malestar, es que no solemos comunicar a los profesionales sanitarios que los padecemos. La principal razón es que nos incomoda o pensamos que forma parte del proceso menopáusico o del envejecimiento, de manera que está infradiagnosticado e infratratado. Una vez más, la terapia hormonal sustitutiva puede ayudarnos a mejorar la sintomatología, pero para las mujeres que no pueden o no quieren utilizar hormonas, los humectantes y lubricantes vaginales pueden ser de gran ayuda.

Además de la fisioterapia del suelo pélvico con ejercicios de Kegel e hipopresivos, dejar de fumar y seguir manteniendo relaciones sexuales para ayudarnos a aumentar el flujo sanguíneo y la elasticidad,[24] también pueden sernos útiles los lubricantes, los humectantes y la terapia con láser, un tratamiento no quirúrgico ni invasivo realizado por ginecólogos que utilizan la luz láser en la zona íntima para mejorar la lubricación natural. Se realiza en sesiones de unos veinte minutos que no causan dolor en la paciente.

Los lubricantes están más aconsejados para las mujeres que solo notamos sequedad vaginal durante el acto sexual, mientras que los humectantes están recomendados para las que tenemos una sequedad más amplia, no solo relacionada con el coito. La composición de ambos productos debe ser lo más similar posible a nuestras secreciones vaginales en cuanto a pH y osmolalidad. Asimismo, aconsejo que sean con una base de agua y sin glicerinas, parabenos, edulcorantes, etc., ya que pueden afectar a nuestro pH.[25]

Ejercicio y sexualidad

El ejercicio está reconocido como una de las terapias no farmacológicas más beneficiosas a nivel físico, mental y, por ende, sexual, en personas maduras. De hecho, diferentes estudios expresan que la práctica de ejercicio físico tiene un efecto preventivo o que mejora la sexualidad.[26]

Para entender la relación entre el ejercicio y la sexualidad, debemos saber que la actividad física influye en dos sistemas del cuerpo con una implicación importante en la potenciación de la excitación sexual en mujeres —hormonas y neurotransmisores— y el sistema nervioso simpático. En cuanto a las hormonas y los neurotransmisores, el ejercicio potencia la liberación de oxitocina y testosterona asociadas a efectos positivos sobre la excitación sexual, aumentan los niveles de serotonina al acabar el ejercicio y producen sensación de calma y bienestar, lo que reduce la depresión.

Al mismo tiempo, hay un incremento de endorfinas y dopamina que producen sensación placentera y de felicidad y nos hacen sentir más alegres y positivas; pero según la bibliografía, parece que la principal causa de la mejora del deseo sexual es la activación del sistema nervioso simpático que produce la realización de actividad física.

Pero la gran pregunta es: «¿Qué tipo de ejercicio tengo que hacer para notar mejoría en el deseo sexual?». La respuesta es sencilla: no necesitamos entrenar horas y horas al día. Con veinte minutos de elíptica a una intensidad en la que no podamos hablar fácilmente (aparición del jadeo) o una sesión intensa con pesas o ejercicios con nuestro propio peso, notaremos mejoras. Con poco más de dos horas de ejercicio semanal, activamos el sistema nervioso simpático para producir un estímulo positivo sobre la excitación sexual al acabar el ejercicio o al poco tiempo de finalizarlo.[27]

AUTOESTIMA Y DESEO SEXUAL

Como he comentado, las causas de la disfunción sexual son complejas, y aunque es indiscutible que el descenso hormonal tiene un papel muy importante, no es el único elemento que interviene en la sexualidad.[28] Uno de nuestros principales órganos sexuales es el cerebro, y una muestra de ello son los sueños eróticos que todas hemos tenido alguna vez. Podemos excitarnos y experimentar orgasmos sin interacción física, de manera que es erróneo pensar que nuestra vida sexual ha de acabarse porque dejamos de menstruar.

Asimismo, durante la menopausia, además del descenso hormonal, nuestro cuerpo cambia física y biológicamente fruto del paso del tiempo.[29] Ante esta situación, una visión negativa de nuestra imagen en el espejo puede afectar a nuestra autoestima y función sexual. He escuchado a muchas pacientes que esta etapa es injusta, que el cuerpo y la piel cambian, que todo se cae... Es cierto, el cuerpo entra en una metamorfosis biológica y, a nivel físico, no podemos ser las que éramos a los 20 años, pero sí practicar el autocuidado y percibir el envejecimiento como parte de una vida vivida y una vida mejor que todavía nos queda por vivir y disfrutar.

Envejecer es un proceso natural que deberíamos estar agradecidas de tener la oportunidad de vivir. Percibir el paso de los años como un reflejo de madurez y de confianza en nosotras mismas puede aumentar la deseabilidad y el deseo sexual.[30] Quizá no podemos ponernos ese pantalón que llevábamos hace veinte años, pero seguimos siendo mujeres bonitas, sexuales, atractivas para nosotras y para nuestras parejas. Solo hemos de creérnoslo.

El atractivo está en nuestras arrugas, en esos cabellos grises, en la sonrisa, en la manera de caminar, de mirar, de movernos, de expresarnos... La belleza femenina es tan infinita que reducir el atractivo al físico es reduccionista e injusto. Somos más que un cuerpo o un físico, somos la suma de las experiencias vividas que nos hacen más atractivas, seductoras y deseables. Debemos estar orgullosas de formar parte de la generación que vamos a revolucionar y a dar voz a la mujer menopáusica, pero todo empieza aquí, en casa, mirándonos en el espejo con amor, aceptación y actitud. Somos reinas, y nadie puede quitarnos este maravilloso título.

En resumen, si nos sentimos así, empezamos a mirarnos como cuando observamos a nuestras hijas o amigas, es decir, desde el amor y la aceptación. Si practicamos ejercicio, cuidamos nuestra nutrición y controlamos el estrés y la ansiedad a través del *mindfulness* o la meditación, tendremos en nuestras manos la fórmula ganadora para ver mejoras en la sexualidad.

Suplementos para la sequedad y aumentar la libido

Además de la alimentación, el ejercicio diario, la autopercepción y el asesoramiento sanitario y profesional, la suplementación puede ayudarnos a mejorar la sequedad vaginal y la libido. Todavía hay pocos estudios sobre nutracéuticos (suplementos) y sexualidad, libido o sequedad vaginal en la menopausia, pero algunos suplementos parecen prometedores.

Algunos de los suplementos que tienen efecto en la mejora de la sequedad vaginal son el trébol rojo y algunos fitoestrógenos. En un estudio publicado en 2019, donde se probaron diferentes extractos, se concluye que la aplicación de 80 miligramos de trébol rojo en aceite y también la isoflavona genisteína (fitoestrógeno) tienen un efecto relevante en el tratamiento de la sequedad vaginal.[31]

Otro extracto interesante es el *Tribulus terrestris*, una planta utilizada en la mejora del sistema sexual en hombres. Por su parte, después de la revisión de veintitrés estudios, la protodioscina, uno de los principios activos de esta planta, parece que puede mejorar el deseo sexual en mujeres con síndrome posmenopáusico. Aunque es cierto que algunas experiencias con extractos de *Tribulus terrestris* han dado efectos positivos sobre el deseo sexual femenino, creo que hay que investigar más sobre las dosis y los principios activos que pueden estar involucrados en su efecto.[32]

Falta literatura científica, pero podemos encontrar algunos estudios que relacionan la mejora sexual femenina con el fenogreco, el panax ginseng o el ginkgo biloba. Los más estu-

diados y aparentemente efectivos son los fitoestrógenos apli-
cados de forma tópica, al menos para la sequedad vaginal.[33, 34]
Asimismo, aunque también faltan estudios con la vitamina D,
parece que mejora el crecimiento de las células epiteliales
vaginales, el pH vaginal y la sequedad en mujeres menopáusicas.[35]

9

Insomnio

«Conozco todas las telarañas de mi habitación»

Los trastornos del sueño son más habituales en mujeres que en hombres, y aumentan durante la transición menopáusica, llegando a afectar a entre el 40 y el 60 por ciento de estas.[1] El insomnio perjudica la calidad de vida, el desarrollo profesional y el desempeño cotidiano, alterándonos física y psicológicamente. Es un claro predictor del desarrollo de depresión, ya que alrededor del 90 por ciento de las personas con trastorno depresivo no duermen bien.[2] Prestar atención a la calidad del sueño y usar herramientas para su cuidado es importante durante toda la vida, pero aún más en la menopausia, cuando los cambios físicos, psicológicos y metabólicos pueden conducirnos a estados depresivos (capítulo 6).

La fisiopatología del insomnio en esta etapa es compleja, pero hay factores que pueden predisponernos: cambios hormonales, trastornos del estado de ánimo, dolores, alteraciones circadianas, sofocos, polifarmacia (utilización de muchos fármacos a la vez), marcadores inflamatorios (que podemos ver en analíticas como la proteína C reactiva o IL-6), IMC... La lista es larga, y muchos de estos factores podemos modificarlos y mejorarlos a través del estilo de vida.

Hoy las estrategias terapéuticas más habituales para tratar el insomnio son los medicamentos, que pueden tener efectos secundarios. Sin embargo, considero que para el correcto tratamiento de la falta de sueño necesitamos una evaluación individualizada de los síntomas por parte de un equipo multidisciplinar,[3] en el que, además de médicos, haya psicólogos expertos en trastornos del sueño, fisioterapeutas, dietistas y entrenadores. Asimismo, la terapia cognitivo conductual (TCC), llevada a cabo por psicoterapeutas, es un tratamiento psicológico que nos ayuda a modificar y a ser conscientes de los pensamientos y comportamientos que afectan a nuestra calidad del sueño. Según diferentes estudios, la calidad del sueño y los sofocos nocturnos mejoran de forma muy eficaz[4] con un apoyo nutricional y de estilo de vida.

ALIMENTACIÓN Y CALIDAD DEL SUEÑO

Cada vez se está estudiando más que la alimentación puede afectar a la calidad del sueño. Por un lado, tenemos componentes de la dieta. Un ejemplo son los estimulantes como la cafeína, la teína o la teobromina (chocolate), que actúan como antagonistas de la adenosina, un nucleósido que ayuda a conciliar el sueño, y, por tanto, empeoran los síntomas de insomnio.

Por otro, la alimentación influye en la microbiota, que impacta en el aprovechamiento de sustancias que pueden ayudarnos a inducir el sueño, como el triptófano, y, por último, una alimentación rica en azúcares puede alterar nuestros niveles en sangre; si son altos, afectan al sueño.[5,6] Una vez más, un recurso sencillo, de fácil acceso y económico, como la alimentación, nos puede ayudar a prevenir y a reducir los síntomas de la menopausia.

Uno de los estudios que más me ha impactado por su magnitud y resultados es el que se ha realizado con más de cincuenta mil mujeres posmenopáusicas durante tres años.[7] Esta investigación concluyó que las mujeres que tomaban más azúcares libres, cereales refinados, harinas blancas y almidón (pan, patatas, maíz, arroz...) tenían más problemas de insomnio. En cambio, una nutrición más rica en fibra, cereales integrales, frutas enteras... se relaciona con una mejor calidad del sueño. Aunque se necesitan más estudios para entender esta asociación, se postula que una de las causas es que, tras comer alimentos de un índice glucémico alto (harinas refinadas, pan, azúcares, dulces...) o comidas con una carga glucémica alta, se generan unos niveles altos de glucosa en sangre que conllevan una liberación de hormonas antagonistas para regular este azúcar en sangre: glucagón, hormona del crecimiento, adrenalina, cortisol...[8] Estos niveles altos de azúcar pueden producir sueño al principio, pero la respuesta hormonal compensatoria nos despertará y desvelará, favoreciendo el insomnio y que tengamos hambre.[9] De ahí la importancia de cenar combinaciones adecuadas de alimentos saciantes y de fácil digestión para descansar bien.

Ya hemos hablado de que los alimentos con una carga glucémica alta pueden alterar el sueño, pero las grasas también tienen un papel importante en cómo dormimos. Mientras que un exceso de ácidos grasos saturados (embutidos, ultraprocesados, abuso de carnes rojas...), a lo largo del día puede causar despertares durante la noche, los ácidos grasos poliinsaturados —presentes en los frutos secos, el pescado azul, las semillas, las nueces...— están relacionados con un sueño más tranquilo.[10]

Por su parte, una vez llegan a nuestro sistema digestivo, las proteínas se rompen (hidrolizan) y forman aminoácidos. Estas partículas, como el triptófano, pueden servir de sustrato para sintetizar otras sustancias químicas como la serotonina, neurotransmisor que, además de sernos útil para regular el hambre, nos permite conciliar el sueño rápidamente.[11] Asimismo, la glutamina —presente en pescados, huevos, lácteos, yogur, soja...— es un aminoácido que contribuye a sintetizar los ácidos gamma aminobutíricos (GABA) que promueven el sueño.[12]

Por último, una de las vitaminas que nos interesan para la mejora de la calidad del sueño es la D —su deficiencia está relacionada con más trastornos del sueño—. Como ya sabes, es una vitamina liposoluble que encontraremos en alimentos ricos en grasas como el aguacate, el pescado azul, los frutos secos, los huevos... Asimismo, los niveles altos de vitamina C en sangre —vegetales, hortalizas y frutas— están relacionados con el bienestar durante el sueño. Finalmente, las vitaminas del grupo B —alimentos ricos en proteínas— nos ayudan a regular el sueño.

Plato reina básico

Después de lo dicho, pensarás que es difícil realizar una cena que cubra todas nuestras necesidades de nutrientes y que, además, nos ayude a conciliar el sueño. Nada más lejos de la realidad. Si lo recuerdas, en el capítulo 5 te hablé del plato reina, que incluye las proporciones que ha de tener un plato durante el climaterio. Aquel dibujo tan sencillo es útil para cubrir nuestros requerimientos nutricionales en esta etapa. A este plato hay que sumar el plato reina básico, que nos ayudará a diseñar cenas completas y nutritivas, y permitirá que mejoremos la calidad del sueño.

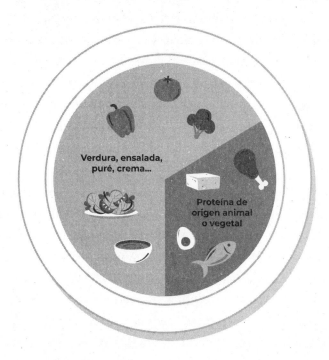

Como ves, es un plato en el que la cantidad de proteína es la misma que en el plato reina, pero la proporción vegetal es mayor. Esta combinación no es fruto de la casualidad. Las proteínas nos aportarán los aminoácidos (triptófano, glutamina...), vitaminas del grupo B y ácidos grasos necesarios para conciliar el sueño. Asimismo, el aporte vegetal contribuye, junto con las proteínas, a realizar una carga glucémica más baja en la cena, lo que evitará una respuesta hormonal contrarreguladora de los niveles de azúcar (glucagón, hormona del crecimiento...), y facilitará la conciliación del sueño. Por último, nos aporta las vitaminas que necesitamos para mejorar su calidad. Si además quieres aumentar la ingesta de vitamina C, puedes añadir una fruta de postre.

Algunas ideas de cenas fáciles que podemos preparar son crema de verduras con sardinas a la plancha, salmón en papillote con verduras, ensalada con queso fresco y huevo duro... La combinación es casi infinita. Solo tienes que usar la imaginación. Te ayudará el recuadro de las frecuencias de consumo del capítulo 1.

Ejercicio físico e higiene del sueño

Con la alimentación, la actividad física y una correcta higiene del sueño podemos crear una intervención no farmacológica muy eficaz para mejorar el insomnio durante el climaterio. Por un lado, tenemos estudios que respaldan que una actividad física continuada puede ayudarnos a mejorar el sueño y, por otro, investigaciones que respaldan que seguir una rutina de sueño y crear ambientes óptimos para dormir pueden contribuir a reducir el insomnio. De hecho, en consulta compruebo que las pacientes que llegan cansadas, con cambios de humor y dificultad para dormir, si implementan una combinación de alimentación, ejercicio y rutina de sueño, mejoran entre los quince días y los dos meses. Como siempre digo, los cambios en el estilo de vida pueden tener un efecto más o menos rápido, pero si somos constantes (mente maratoniana), los resultados llegan.

La ciencia asegura que quienes llevan a cabo entrenos aeróbicos de intensidad moderada o de fuerza de alta intensidad durante entre diez y dieciséis semanas consiguen mejorar la calidad de su sueño en comparación con quienes no hacen ejercicio.[13] Asimismo, el trabajo de fuerza reduce la ansiedad y la depresión (muy relacionadas con el insomnio en esta etapa) a la vez que tiene efectos positivos sobre la calidad del sueño en adultos de mediana edad y mayores.[14] Sin embargo, la combinación más eficiente es combinar la actividad física con una rutina de sueño, ya que alarga y mejora la calidad del sueño en más de una hora y reduce los síntomas depresivos tras dieciséis semanas.[15] Por tanto, mi recomendación es que mejoremos la alimentación, realicemos ejercicios de fuerza y cardiovasculares y mantengamos una rutina al ir a dormir.

Esta rutina, por lo general, nos cuesta ponerla en práctica porque no se le da suficiente importancia, aunque es tan necesaria como los cimientos de una casa. Podemos construir una fachada preciosa (el ejercicio), decorarla con muebles de diseño (alimentación) y hacer un tejado a prueba de inclemencias del tiempo (suplementos), pero si los cimientos no son fuertes (la rutina de sueño) nos costará sentir que mejoramos nuestro descanso. Como en muchos síntomas de la menopausia, el enfoque ha de ser integral y constante.

A nivel práctico y de forma muy sencilla, el sueño saludable se puede entrenar con rutinas, creando un ambiente óptimo para ello:[16]

- Cena al menos noventa minutos antes de ir a dormir para hacer bien la digestión.
- Toma una cena que te aporte los nutrientes que necesitas (plato reina básico).
- Aprende a conocer tu nivel de tolerancia al café y averigua a qué hora puedes tomarte el último. En mi caso, amante empedernida del café, sé que, como máximo, puedo tomar dos al día, y que el último debe ser antes de las cuatro de la tarde. Estudia tu caso y respeta las horas.
- Enciende una luz tenue en la habitación donde vayas a estar. Te ayudará a sintetizar la melatonina y te facilitará disfrutar de un sueño más profundo.
- Reduce el consumo de tóxicos como el alcohol, ya que puede impedir que concilies un sueño profundo.
- Evita las pantallas al menos dos horas antes de ir a dormir. La luz azul impide la formación de melatonina.
- No te vayas a dormir hasta que tengas sueño.
- Utiliza la habitación para dormir o para las actividades íntimas. No la uses para trabajar con el ordenador o consultar el móvil.
- Practica respiraciones profundas con música relajada

o medita. Ayuda a rebajar la intensidad de los pensamientos y favorece una mejor calidad del sueño.

- Acuéstate y levántate a la misma hora para regular tu reloj biológico (ciclo circadiano).

- Por las mañanas, exponte a la luz solar al menos quince minutos para detener la producción de melatonina y regular los ciclos circadianos.

SOFOCOS NOCTURNOS Y DESVELOS EN LA MENOPAUSIA

Los sofocos nocturnos son una de las quejas que más recibo de mis pacientes. Me cuentan que, debido a estos, les cuesta conciliar el sueño por la noche, se despiertan y después ya no pueden volver a dormir. De hecho, los sofocos nocturnos pueden afectar al 44 por ciento de las mujeres menopáusicas;[17] unido al trastorno del sueño asociado, lo convierte en un problema al que todos los profesionales que trabajamos con mujeres climatéricas tenemos que prestar atención, de manera que podamos contribuir a su solución. Debemos realizar una intervención integral en la que intentemos mejorar la calidad del sueño y reducir los sofocos al mismo tiempo.

Una vez más, el tratamiento hormonal es una herramienta segura y eficaz para la mejora de los calores nocturnos, llegando a solucionar el 94 por ciento de los casos.[18] Si preferimos no recurrir a productos farmacológicos, la combinación de alimentación, ejercicio diurno para reducir los marcadores inflamatorios, una rutina de sueño y los suplementos naturales puede ser un gran abordaje.

Los consejos nutricionales que aporto en consulta para reducir los sofocos nocturnos son los mismos que para los diurnos, referidos en el capítulo 3. Además de seguir una nutrición antiinflamatoria que cumpla con las frecuencias de consumo y el tamaño de las raciones, aconsejo reducir el consumo de tóxicos como el alcohol y los alimentos ultraprocesados, mantenernos hidratadas para una mejor termorregulación y realizar una correcta higiene de sueño que nos permita sintetizar la melatonina. Asimismo, recomiendo calmar las emociones con meditaciones nocturnas y cenar combinaciones de alimentos que nos aporten los nutrientes que necesitamos para conciliar del sueño y reducir la inflamación. Marcadores inflamatorios como la IL-6 y la proteína C reactiva se asocian a más sofocos nocturnos. Este abordaje integral se traduce en que mis pacientes notan que disminuyen o desaparecen los sofocos nocturnos en varias semanas.

Plantas y suplementos para conciliar el sueño

Aunque los estudios no son concluyentes, los suplementos que he comprobado en consulta que tienen una mayor efectividad para los sofocos nocturnos son la **salvia** —se une al complejo GABA y mejora los sofocos y la sudoración—[19] y la *Cimicifuga racemosa* o **cohosh negro.**

Existen varios extractos de plantas que mejoran la calidad y la conciliación del sueño. Una combinación que parece tener un potente efecto es valeriana, pasiflora y lavanda.[20] Asimismo, recomiendo:

- **GABA.** En los últimos años, este aminoácido bioactivo
ha tomado relevancia por parte de la comunidad científica porque actúa como el principal neurotransmisor
del sistema nervioso central y favorece el sueño.
Uno de sus muchos beneficios es que ayuda a conciliar el sueño más rápido y favorece la relajación. En dosis
de 300 miligramos al día, podemos notar mejoras a las
cuatro semanas, mientras que extractos de plantas como
la pasiflora aumentan los niveles de este aminoácido a
nivel cerebral. Es importante recordar que los suplementos de GABA pueden presentar interacciones con medicamentos, como antidepresivos y psicotrópicos.[21, 22, 23]

- **Magnesio.** Además de ser muy económico, nos ayuda
a tratar el insomnio. Diferentes estudios consultados
—metaanálisis y un estudio clínico a doble ciego— de-
mostraron que la suplementación con magnesio mejora
las medidas subjetivas del insomnio, pero también las
objetivas, como los niveles de renina, melatonina y cortisol. La dosis que parece eficaz es de 500 miligramos
diarios y recomiendo, porque se absorbe mejor, el magnesio citrato.[24]

- **5 HTP o 5 hidroxitriptófano.** Este aminoácido tiene
efecto sobre el sistema nervioso central, una buena absorción y pasa al cerebro, donde incrementa la síntesis
de serotonina. Los niveles óptimos de serotonina influyen en la regulación del sueño, en el manejo de la ansiedad o en la libido, entre otros, por lo que este suplemento tiene usos interesantes más allá de la conciliación
del sueño.[25]

- *Ashwagandha*. Ha sido muy investigada y utilizada en la medicina tradicional india. Proviene del este de ese país y también del Mediterráneo. Al comprarla, hay que tener claro que se usa la raíz y las hojas, pero si vemos un suplemento donde leamos «extracto o concentrado de *ashwagandha*», el principio activo que contendrá será el withanólido, muy efectivo. Los metaanálisis y *reviews* confieren a esta planta un efecto sobre la mejora de la calidad del sueño, lo que permite tratar el insomnio y la ansiedad. Los extractos son bien tolerados, y las dosis efectivas están en 300 miligramos dos veces al día. [26, 27, 28, 29]

- *Rhodiola rosea*. Se usa para mejorar el insomnio, pero no está tan ampliamente estudiada como las anteriores opciones. Tiene potencial, pero se necesita indagar más para conocer sus efectos, posibles interacciones y dosis óptimas. [30]

Por último, un recurso que utilizo en consulta y que me da buenos resultados, sobre todo a partir de los 50 años, es la suplementación con **melatonina**. La melatonina es una hormona que producimos de forma natural en el organismo, pero con la edad y las costumbres de seguir aportando luz a nuestros ojos a través de pantallas por la noche, sus niveles tienden a descender. Esta hormona induce al sueño y tiene efecto sobre los ritmos circadianos, por lo que su carencia afecta a la calidad del sueño. Asimismo, es importante para el funcionamiento de otros sistemas hormonales y es un potente antioxidante.

La dosis de melatonina que se debe tomar una hora antes de acostarse es de 2 miligramos, pudiendo incrementarse bajo supervisión profesional. La melatonina se vende en España sin receta médica, y a veces va acompañada de extractos de plantas u otros suplementos para mejorar la calidad del sueño buscando un efecto sinérgico, como es el caso de la combinación melatonina, plantas, vitaminas del complejo B y magnesio.[31, 32, 33]

10

Cardio

«No entiendo por qué estoy tan blandita, hago cardio cada día»

Las afirmaciones que hacéis en consulta son muy variadas: «Estoy más blandita», «Me toco con el dedo y se hunde», «Estoy fofa», «Todo cae», «Peso lo mismo que antes, pero me veo diferente»... Estas son algunas maneras que tenéis de explicarme que vuestro cuerpo cambia durante el climaterio, y todas ellas reflejan este efecto fisiológico: la pérdida de masa muscular.[1]

La sarcopenia o pérdida de masa muscular asociada al paso de los años es un término médico que se acuñó en 1985 y que puede afectar al 10 por ciento de la población adulta, tanto hombres como mujeres.[2, 3] Una vez más, nosotras partimos en desventaja biológica respecto a ellos porque nuestro nivel de masa muscular en edades tempranas es más bajo debido, en gran parte, a nuestro sistema hormonal. La testosterona, predominante en los hombres, les facilita la ganancia de músculo.

A nivel fisiológico, la pérdida de musculatura es más evidente hacia los 50 años o cerca de la menopausia debido al descenso hormonal, al envejecimiento de las células satélite musculares y al aumento de algunos marcadores inflamatorios, entre otros. Todo ello favorece esta situación que nos afecta a nivel psicológico, porque físicamente vemos que nuestro cuerpo cambia, pero a nivel de salud es muy importante porque con los años puede derivar en sarcopenia.[4] Las personas que la padecen tienen menor movilidad, mayor posibilidad de caídas y fracturas y, con ello, de ingreso hospitalario y menos años de vida.

No es lo mismo llegar a la vejez y salir cada día a dar un paseo y disfrutar de la vida, que llegar a la vejez y tener que quedarte en casa sentada en una silla porque apenas puedes moverte. Está en nuestras manos decidir cómo queremos que sean nuestros últimos años, y en buena medida eso depende de la alimentación y del ejercicio que hagamos a partir de ahora. Como mujer, sé que el físico es importante, pero a partir de los 40 años debemos mirar el futuro con perspectiva y tomar decisiones inteligentes para vivir más y mejor.

EL EJERCICIO SEGÚN NUESTROS OBJETIVOS

Esta pérdida progresiva de masa muscular que se inicia en la cuarentena se puede frenar con alimentación y actividad física, incluso contrarrestarla. Aunque no hay estudios que lo confirmen, puedo afirmar por mi experiencia en consulta que en el climaterio podemos potenciar y tonificar la masa muscular. Para ello, debemos ser constantes, nutrirnos y llevar a cabo una correcta actividad física, respetando los descansos para la recuperación.

Cuando vemos que nuestro cuerpo cambia, lo primero que hacemos es realizar más ejercicio cardiovascular. Sin embargo, aunque al principio perdéis peso, vuestra conclusión sigue siendo la misma: «No entiendo por qué sigo estando blandita si hago mucho cardio». El motivo es porque perdéis peso al reducir masa muscular.[5] Por tanto, no es aconsejable hacer horas y horas de cardio (correr, ir en bici, natación...) porque un exceso de ejercicio aeróbico favorece la pérdida de tonificación y, con los años, la posibilidad de desarrollar sarcopenia.

Si queremos reducir grasa en la zona media, además de la alimentación que te he propuesto en los capítulos anteriores, uno de los mejores ejercicios es realizar un entrenamiento HIIT o con cambios de ritmo. Estos entrenos han de tener una duración de unos veinte minutos y deberíamos efectuarlos, mínimo, dos veces por semana durante al menos cuatro meses. Este tipo de actividad física, además de reducir el porcentaje de grasa abdominal y visceral, nos ayuda a mejorar aspectos de salud tan importantes como los niveles de colesterol plasmático y los de glucosa en ayunas,[6] a la vez que nos permite reducir los marcadores inflamatorios y mantener la masa muscular.

Si queremos mejorar nuestra masa muscular y notarnos más tonificadas, un buen protocolo de ejercicio sería realizar una actividad de fuerza donde entrenemos los grupos musculares de forma aislada: un día piernas, otro dorsal, otro glúteos, el siguiente brazos... Ese tipo de entrenos los podemos llevar a cabo con máquinas en el gimnasio, con pesas en casa, TRX, calistenia, gomas... Todos estos ejercicios nos pueden ayudar a ganar masa muscular, siempre y cuando hagamos una correcta ingesta de proteínas (plato reina y plato reina básico). Asimismo, debemos tener en cuenta que los trabajos de fuerza que hagamos en clases de yoga o pilates pueden mejorar la fuerza y frenar la pérdida de musculatura, pero no favorecen la ganancia de masa muscular.

Bajo mi punto de vista, la mejor combinación de ejercicio para ganar masa muscular es realizar cinco o seis sesiones semanales de unos treinta o cincuenta minutos, donde combinemos tres o cuatro días de fuerza por grupos aislados para favorecer la ganancia de masa muscular y potenciar la resistencia a la insulina a la vez que mejoramos la tasa metabólica basal (quemamos más calorías y favorece una rehabilitación metabólica); uno o dos días de ejercicio cardiovascular con cambios de ritmo para evitar la pérdida de masa muscular y aumentar la lipólisis (quemar más grasa), y, por último, un día de estiramientos o ejercicios de flexibilidad, que nos ayudarán a no perder la movilidad articular derivada del paso de los años.

¿Estoy ganando masa muscular?

Una pregunta que me hacéis muy a menudo es cómo saber si estamos ganando masa muscular. Es muy sencillo. En primer lugar, te recuerdo que el peso no es un reflejo de lo que sucede a nivel de composición. Si tienes una báscula de bioimpedancia en casa, mi consejo es que no prestes atención a los valores de porcentaje de grasa, musculatura... Los datos que ofrecen este tipo de máquinas pueden variar mucho de un día a otro en función de la retención de agua que tengamos. Asimismo, durante el climaterio, los cambios hormonales nos afectan a nivel de retención de líquidos, de manera que las básculas de bioimpedancia subestiman el porcentaje muscular. Por tanto, la mejor manera de saber si estamos ganando masa muscular es con la cinta métrica.

Por su parte, el peso tampoco refleja lo que sucede a nivel de composición corporal. De hecho, como dietista, si pudiera pedir un deseo, querría que desapareciesen todas las básculas del mundo: la mayoría de nosotras no sabemos interpretar el peso y siempre bajamos de la báscula con un disgusto. Para evitarlo, aconsejo que, como máximo, nos pesemos una vez al mes y teniendo en cuenta los contornos. Es muy aconsejable que nos pesemos siempre a la misma hora, mejor antes de desayunar y sin ropa. De esta manera obtendremos el peso basal que, como he comentado, debemos interpretarlo teniendo en cuenta las medidas. Igual que al pesarnos, debemos medirnos por la mañana, antes de desayunar y, si puede ser, a la misma hora. Lo ideal es que nos mida otra persona con una cinta métrica bien recta y perpendicular al suelo.

En esta etapa, nos interesa **reducir grasa sobre todo de la zona abdominal** para rebajar los marcadores inflamatorios relacionados con el insomnio, los sofocos, la falta de energía, el desarrollo de diabetes, el riesgo cardiovascular... y **ganar masa muscular**, directamente relacionado con menos osteoporosis (capítulo 11), más años de vida y calidad de vida en la senescencia, un mejor sistema inmunitario (enfermar menos),[7] un gasto energético diario mayor, menos diabetes porque aumentan los receptores periféricos a la insulina presentes en la musculatura... Por consiguiente, es muy importante saber si estamos consiguiendo nuestro objetivo. Y a eso nos ayudarán las medidas.

¿Qué tenemos que medir?

* **Hombros.** La zona más ancha, pasando la cinta métrica por delante y por detrás. Lo aconsejable sería no perder centímetros de esta zona. Si es así, es probable que estemos perdiendo masa muscular.
* **Pecho.** A la altura de los pezones, pasando la cinta métrica por delante y por detrás. Puedes medirte con o sin sujetador, pero si lo haces con, procura que siempre sea el mismo para no alterar los resultados. Si estás realizando un plan de reducción de grasa, es normal perder volumen de esta zona porque los pechos están formados por tejido adiposo (grasa), aunque recuerda que las medidas son muy variables debido a los cambios hormonales.
* **Cintura.** La zona más estrecha, pasando el metro por delante y por detrás. Mídete siempre en el mismo lugar: toma como referencia el ombligo o alguna peca o mancha en la piel y recuerda a cuántos centímetros de distancia está la cinta. En un plan de reducción de grasa, si pierdes contorno en esta zona, aunque no bajes de peso, estarás perdiendo grasa, reduciendo marcadores inflamatorios y manteniendo o mejorando la

masa muscular. Con estos datos, deberías estar contenta.

- **Barriga en la zona más ancha.** Suele coincidir con el ombligo o justo por debajo de este. Esta zona suele estar bastante inflamada durante el climaterio debido al desarrollo de intolerancias y porque retenemos mucho líquido. Si pierdes volumen, puedes interpretarlo como pérdida de líquidos y de grasa, aunque mantengas o subas de peso.
- **Caderas y glúteos.** La zona más amplia de las caderas, pasando el metro por delante y por detrás. Una pérdida de contorno indica reducción de grasa, aunque no pierdas peso.
- **Cuádriceps.** La zona más ancha y con más volumen de las piernas mientras haces fuerza. Perder pocos centímetros o mantener el contorno indica que estás manteniendo o mejorando la masa muscular. Es una buena noticia, aunque no pierdas peso.
- **Bíceps.** Mide en contracción (saca bola), por la zona más ancha y con más volumen del brazo.

En resumen, si pierdes contorno de cintura, cadera u ombligo y, además, ganas o mantienes contorno de bíceps u hombros, deberías alegrarte porque estás aumentando masa muscular mientras reduces grasa, lo que se traduce en más años y calidad de vida en la vejez. Si, en cambio, pierdes peso y contorno de hombro o bíceps, estarás perdiendo masa muscular, lo que favorecerá el desarrollo de sarcopenia con el paso de los años.

En estos casos, revisa si te faltan proteínas (comprueba la frecuencia de consumo y el tamaño de las raciones) y valora si estás haciendo demasiado cardio o si tendrías que introducir más trabajo de fuerza.

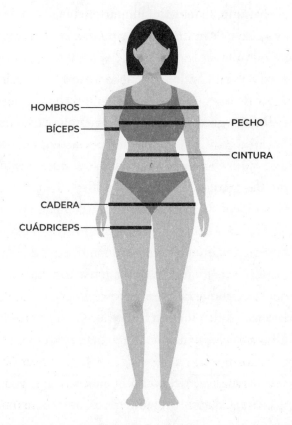

LA ALIMENTACIÓN Y LOS SUPLEMENTOS PARA LA MEJORA MUSCULAR

Con el paso de los años, nuestro sistema inmunitario sufre cambios que se conocen como «inmunosenescencia», que se caracteriza por un aumento de infecciones, más virus, menor prevalencia de autoinmunidad, cáncer... Mejorar o mantener la masa muscular es una de las mejores estrategias adaptativas que podemos implementar de forma fácil y poco costosa para que nuestro sistema inmunitario envejezca más lentamente y podamos reducir la posibilidad de enfermedad o morbilidad.[8]

Para ello, hemos de tener en cuenta los platos reina y las frecuencias de consumo, pues nos garantizarán la ingesta de los nutrientes que necesitamos para mejorar la masa muscular en la menopausia. Asimismo, los suplementos son una ayuda más, pero debemos saber que no nos servirán de nada si no hacemos ejercicio de fuerza ni cuidamos nuestra alimentación:

- **Omega 3.** La inflamación de bajo grado asociada a la menopausia contribuye a la pérdida de masa muscular, ya que las citoquinas proinflamatorias impiden la formación de músculo y favorecen su destrucción (catabolismo muscular).[9] Aunque todavía faltan muchos estudios por hacer, los omega 3 podrían ser una terapia alternativa, junto con la alimentación y la actividad física, para prevenir la pérdida de masa muscular.
- **Probióticos.** Una vez más, parece que la microbiota también dará que hablar en cuanto a la pérdida de masa muscular. Todavía se está estudiando, pero una microbiota alterada puede tener un efecto en cascada con relación a la pérdida de masa muscular. Es capaz de dañar las mucosidades intestinales y, con ello, alterar

la capacidad de protección de la microbiota contra cuerpos extraños, lo que a su vez provoca una inflamación crónica que puede favorecer la pérdida de masa muscular.[10] Por tanto, una correcta ingesta de probióticos a través de la alimentación —yogures, kéfir, chucrut, leche fermentada...— puede ayudarnos a frenar la pérdida de musculatura.

- **Vitamina D.** Los mecanismos por los cuales esta vitamina afecta a la masa muscular todavía no están claros, pero se sabe que una pérdida de masa muscular está relacionada con sus niveles bajos.[11] En esta etapa, es importante que intentemos mantener unos niveles óptimos de esta vitamina a través de la alimentación, exposición al sol y suplementación en los casos que sea necesario.

- **Creatina.** Es uno de los suplementos más investigados a nivel científico, pero aunque su estudio en mujeres todavía es escaso, una *review* de 2021 revela que el consumo en mujeres posmenopáusicas ayuda a mejorar la masa muscular y la funcionalidad de la musculatura,[12] siempre que se combine con ejercicio de fuerza y actividad física.

- **Glutamina, leucina y arginina.** Podemos encontrar estos aminoácidos en alimentos ricos en proteínas, un correcto consumo a través de la dieta o por suplementación; junto con el entrenamiento, pueden ayudarnos a frenar la pérdida de masa muscular asociada a la inflamación en la menopausia.[13]

En conclusión, de nuevo, el tándem alimentación y actividad física, además de la suplementación, una vez implementadas las dos primeras, nos ayudarán a mejorar la composición corporal y, con los años, eso se traducirá en el desarrollo de menos enfermedades y en una mejora de nuestra calidad de vida.

11

Osteoporosis

«Me siento frágil y patosa»

Los huesos son un tejido formado por colágeno y minerales. El primero aporta flexibilidad al hueso y, los minerales, rigidez. Son los responsables de ayudarnos a mantener la postura erguida, son el sostén de nuestro cuerpo. Intervienen en la contracción muscular y permiten el movimiento, además de preservar áreas frágiles como el cerebro (salvaguardado por el cráneo) o los pulmones, corazón e hígado, protegidos por las costillas.

Una de las enfermedades más habituales asociadas al hueso es la osteoporosis, una enfermedad crónica, silenciosa e infradiagnosticada que se caracteriza por la pérdida progresiva de mineral en los huesos (calcio, fósforo, magnesio...), lo que favorece un mayor riesgo de fracturas y fragilidad que pueden causar dolor, discapacidad, menor funcionalidad del cuerpo y un aumento de muerte por enfermedad (morbimortalidad).[1, 2]

La osteoporosis es multifactorial. Por un lado, es causada por un desequilibrio en la función de sus células: los osteoclastos —que a lo largo de la vida son los encargados de degradar y remodelar el hueso para ir renovándolo— y los osteoblastos, que ayudan a regenerarlo tras el trabajo de los primeros. Con el paso de los años, puede haber un desequilibrio en el trabajo de estas células, es decir, los osteoblastos no regeneran el hueso a la velocidad que lo degradan los osteoclastos, lo que favorece la pérdida de densidad ósea que, en una primera fase, genera osteopenia, pero en fases más avanzadas es lo que conocemos como osteoporosis. Asimismo, otros mecanismos fomentan la pérdida de densidad ósea, como la disminución de estrógenos durante la menopausia, el aumento de marcadores inflamatorios (como la IL-6 o TNF-alfa) —que empeoran la regeneración de algunas células del hueso— o una microbiota alterada, que impide la absorción de nutrientes importantes para la regeneración ósea.[3]

La osteoporosis afecta más a mujeres que a hombres y tiene mayor prevalencia a partir de la menopausia. De hecho, alrededor del 30 por ciento de las posmenopáusicas padeceremos osteoporosis, y un 40 por ciento de las osteoporóticas sufriremos una fractura. No es un tema banal: cuando hemos sufrido una fractura, tenemos más riesgo de volver a rompernos ese hueso en los diez años posteriores. Y debemos tener en cuenta que el 30 por ciento de las mujeres que sufriremos una fractura de cadera podemos morir en los doce meses siguientes.[4]

Además de sus consecuencias, esta afección es peligrosa porque es una patología silente, es decir, no tiene síntomas clínicos claros y no sabemos que la padecemos hasta que nos fracturamos algo o nos hacemos una densitometría.[5] Por eso la prevención desde muy jóvenes a través de la alimentación y la actividad física es esencial, pero también es importante realizarnos una densitometría ósea cada dos o cinco años a partir de los 40 para ir viendo la evolución de los huesos. Esta prueba —realizada por un técnico, interpretada por un radiólogo y tratada por el reumatólogo o ginecólogo— es una radiografía que mide la fuerza de los huesos y sus minerales, unos datos muy fiables que nos pueden ayudar a predecir el riesgo de fractura. Asimismo, podemos intuir que padecemos osteoporosis si notamos que nuestra espalda se encorva, si perdemos altura o si vemos que nos hacemos fracturas con facilidad.

Algunos factores de riesgo en la osteoporosis

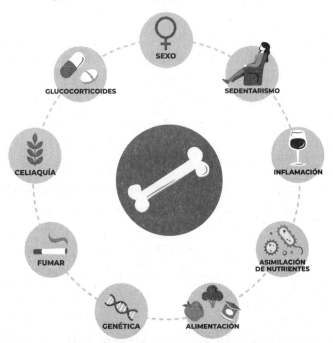

Aunque la morbimortalidad osteoporótica aumenta durante la menopausia, hay factores de riesgo que pueden favorecer su aparición. Algunos no los podemos controlar, como pueden ser la raza (europeos y asiáticos padecemos más osteoporosis), el sexo (las mujeres la padecemos más), la utilización crónica de glucocorticoides, los trastornos gastrointestinales, la diabetes, la celiaquía, el paso de los años, los antecedentes familiares... Pero otros factores de riesgo pueden modificarse con un correcto estilo de vida: IMC inadecuado (alto o bajo), fumar, vida sedentaria, alimentación inflamatoria...[6]

IMPACTO DE LA ALIMENTACIÓN EN LA SALUD ÓSEA

La farmacología es la principal línea de tratamiento en la osteoporosis (mejora la densidad ósea). Sin embargo, no interviene en la causa ni mejora factores importantes, como la pérdida de fuerza muscular, la potencia y la capacidad funcional, aspectos muy relacionados con las facturas, independientemente de la mineralización del hueso.[7]

Asimismo, aunque la osteoporosis se suele desarrollar en edades más avanzadas, debemos saber que podemos prevenirla desde la edad pediátrica a través de factores modificables como la nutrición y el estilo de vida.[8]

Una de las primeras recomendaciones que realizo en consulta es evitar planes de alimentación hipocalóricos, es decir, debemos comer suficiente porque, si no lo hacemos, no estaremos aportando las vitaminas (vitamina D) y los minerales (calcio, fósforo, boro, zinc, magnesio...) que nuestros huesos necesitan para renovarse. Es decir, si comemos poco, favoreceremos la desmineralización y la pérdida de masa muscular que interviene en la protección de los huesos al tener un riesgo de fractura. Asimismo, siempre comento a mis pacientes que es más recomendable intentar adquirir las vitaminas y los minerales a través de la ingesta dietética que aisladamente con complementos vitamínicos. Estoy de acuerdo en que pueden ayudarnos, pero el efecto de los nutrientes no se da de forma aislada, sino dentro de un patrón dietético más complejo.[9] De ahí, la importancia de escoger una correcta formulación y que sea pautado por profesionales.

También recomiendo aumentar el consumo de **proteínas** a lo largo del día, porque una correcta ingesta proteica favorece la concentración plasmática de IGF-1 que tiene un efecto anabólico óseo, es decir, favorece la formación de hueso y reduce la pérdida de minerales óseos en la sangre (resorción ósea). Por último, las proteínas pueden modificar el calcitriol y aumentar la absorción intestinal del calcio, mejorando la salud de los huesos.[10]

Por su parte, la **vitamina D** presente en los huevos, el pescado azul, los frutos secos... favorece el equilibrio del calcio y el fósforo para la correcta salud ósea, a la vez que ayuda a la mineralización de los huesos.[11] Asimismo, el **calcio** es uno de los minerales más estudiados con relación a la osteoporosis, y es muy importante cubrir sus requerimientos para garantizar la salud de nuestros huesos. Las dosis recomendadas varían entre 1.200-1.500 miligramos al día a partir de la menopausia, y lo podemos encontrar en las almendras, los vegetales de hoja verde, el pescado de tamaño pequeño como las sardinas (espinas), los lácteos, el marisco, el tofu...

La **vitamina K** (K1 y K2) ayuda a la integración del calcio en el hueso, y la mayoría de los estudios observacionales relacionan una baja ingesta con una menor densidad ósea. Su carencia favorece la pérdida de minerales. El consumo diario adecuado es de unos 90 miligramos al día en mujeres (120 para hombres). Hoy no existe evidencia suficiente de que la suplementación con vitamina K ayude a la prevención de la osteoporosis y a la reducción de fracturas en las mujeres menopáusicas, por lo que es recomendable ingerirla a través de la alimentación.[12] Encontramos esta vitamina en las hortalizas de hoja verde, el brócoli, la soja, el hígado, la carne, la leche, los huevos, la fruta... Asimismo, las vitaminas (A, C, E y K) y los minerales (fósforo, flúor, hierro, zinc, cobre y boro) son necesarios para el metabolismo óseo normal.[13]

Los ácidos grasos omega 3 pueden regular las citoquinas proinflamatorias y proteger contra la pérdida ósea al disminuir la activación de los osteoclastos y la reabsorción ósea. También recomiendo reducir el consumo de azúcares, grasas hidrogenadas y trans porque favorecen los marcadores inflamatorios que impiden la regeneración normal de las células óseas. Por último, aconsejo no realizar un consumo excesivo de sal, ya que puede incentivar la excreción de calcio a través de la orina, y reducir la ingesta de alcohol, cafeína, ácido fítico y oxálico.[14]

En resumen, una nutrición equilibrada que incluya el consumo de cuatro o cinco porciones diarias de fruta y verdura junto con un buen consumo de proteínas nos ayudará a cubrir nuestros requerimientos micronutricionales para reducir el riesgo de fracturas y tener una mejor salud ósea.

¿Leche sí o leche no?

Esta es la gran pregunta que no puedo responder. Los estudios actuales no son concluyentes, y cuesta extraer una opinión sobre su eficacia a la hora de prevenir la osteoporosis. Aunque soy muy fan de la leche por su riqueza en minerales (calcio, fósforo, zinc, magnesio), su aporte de vitaminas liposolubles como la D —fundamental para la salud de nuestros huesos—, su aporte de proteínas de alto valor biológico y ácidos grasos esenciales que pueden ayudar al recambio óseo, es cierto que, por el paso de los años y los cambios hormonales, muchas de nosotras solemos desarrollar una intolerancia a la lactosa que puede alterar la microbiota e impedir la absorción de nutrientes relacionados con la mejora de la densidad ósea.

Algunos de los argumentos que se esgrimen a favor de la leche, además de sus valores nutricionales, es que la proporción de calcio/fósforo es muy adecuada para la correcta mineralización y dureza de los huesos, mientras que las leches vegetales no contienen esta proporción. Sin embargo, cuando se enriquecen con calcio, esta proporción mejora y se llega a igualar a la leche de vaca.[15] Asimismo, algunas bebidas vegetales contienen isoflavonas (como la bebida de soja) y pueden ayudar a reducir la pérdida de masa ósea.

Por su parte, una *review* de 2021 concluye que el riesgo

de fractura de cadera parece ser menor en personas que consumen lácteos de forma habitual, en particular los fermentados como el yogur, el kéfir, el skyr..., pero también la ingesta de cuatro o cinco piezas de fruta y verdura al día o una nutrición equilibrada está relacionada con una menor fractura de cadera.[16]

No hemos de perder de vista que los lácteos no son los únicos que intervienen en nuestra salud ósea. La alimentación equilibrada, la genética y la actividad física tienen un peso muy importante en su prevención y mejora. Bajo mi punto de vista profesional, debido a la falta de estudios concluyentes y de metaanálisis, saber a ciencia cierta si lácteos sí o lácteos no puede ser muy complicado. Mi postura en consulta no es radical. Si te gustan los lácteos y no tienes intolerancias, te seguiría recomendando su consumo; si no quieres o no puedes tomarlos, puedes mantener unos huesos sanos y fuertes sin ellos. Recuerda: en nutrición, los grises casi siempre tienen la razón.

EL IMPACTO DEL EJERCICIO EN LA OSTEOPOROSIS

La osteoporosis, la pérdida de minerales en el hueso, puede favorecer el riesgo de fractura a partir de los 50 años. Uno de los factores que ayudan a provocarla es el cambio hormonal de la menopausia.

Se estima que, si mantenemos una buena densidad ósea durante la madurez, una vez entramos en la menopausia, podemos ganar una media de trece años sin osteoporosis, lo que significa que la prevención es, una vez más, la mejor terapia.[17]

La actividad física es una excelente opción para mejorar la densidad ósea y reducir las fracturas, además de relativamente barata y accesible, ya que se puede adaptar a las necesidades de cada mujer.

El ejercicio transmite fuerza a través del esqueleto, lo que inicia reacciones que favorecen la formación ósea y la renovación, y eso da lugar a un aumento neto de la masa ósea.

Está estudiado que el ejercicio es muy indicado y positivo, pero no todas podemos realizar el mismo tipo, no nos adaptamos igual y algunas tenemos factores limitantes. Por ejemplo, si padecemos una cierta debilidad ósea, los ejercicios con vibraciones o de impacto no serán los más adecuados, pero hay muchas maneras de estimular la formación de hueso.

Las prácticas que se consideran más efectivas son los entrenamientos con vibración a través de máquinas vibratorias,[18] los ejercicios con pesas o máquinas de musculación —una excelente opción, ya que se pueden adaptar a la situación física de cada una—[19] y, por último, el yoga y el pilates, pues proporcionan más fuerza muscular, equilibrio corporal y conciencia del propio cuerpo y de los músculos,[20] lo que nos ayuda a prevenir las caídas.

Una vez visto lo anterior ¿con qué ejercicio me quedo? ¿Cuál es la mejor receta? Una revisión llevada a cabo por el Departamento de Ingeniería Biomédica de Massachussets-USA[21] nos da unas pautas muy interesantes que hay que tener en cuenta:

- La combinación con un mayor impacto en la densidad ósea es el ejercicio con resistencia, máquinas o pesas sumado a pequeños saltos, en los que, si utilizamos los brazos y las manos siguiendo un ritmo, mejoraremos la coordinación y prevendremos las caídas.

- Para las mujeres en la menopausia se ha determinado que la mínima frecuencia efectiva son dos sesiones por semana de ejercicios combinados. Cuando solo se hacen ejercicios de saltos, para que haya efectividad, hay que hacer cuatro sesiones de entrenamiento por semana.

Este estudio recuerda que es importante personalizar el ejercicio según nuestro peso, edad, aptitud física, etc. para obtener resultados y no lesionarnos. Asimismo, la ciencia está de acuerdo en que el ejercicio mencionado mejora la densidad ósea, el riesgo de fracturas y la fuerza, lo que reduce la frecuencia de caídas y sus consecuencias.[22, 23]

12

Pautas y recetas para tu menú

«¿Y ahora cómo como?»

Ya has visto que alimentarse bien no es tan complicado como nos han querido hacer creer en los medios de comunicación y las redes sociales durante los últimos años. Solo hemos de seguir estas seis pautas:

1. La norma número uno es que, en el climaterio, debemos priorizar los vegetales, como la verdura, la fruta y las legumbres para aportarnos la fibra que cuida de nuestra microbiota, nos ayuda al tránsito intestinal y nos aporta vitaminas para reducir el estrés oxidativo (envejecimiento prematuro) asociado a la menopausia.
2. Debemos aumentar el consumo de grasas saludables para estabilizar de forma suave nuestro sistema hormonal, aportarnos saciedad y energía, cuidar de nuestra salud cardiovascular, mejorar la absorción de las vitaminas...
3. Las proteínas también son imprescindibles. Repártelas en al menos tres o cuatro ingestas diarias. Te ayudarán a frenar la pérdida de masa muscular asociada a la menopausia.

4. Cereales, pasta, pan, harinas... siempre integrales, y no olvides introducir los tubérculos como patatas, yuca, boniato...

5. Si no eres intolerante, añade lácteos a tu alimentación. Son ricos en múltiples vitaminas y minerales que te ayudarán a cubrir los requerimientos de esta etapa.

6. Da variedad y color a tus platos.

	Lunes	Martes	Miércoles	Jueves	Viernes	Sábado	Domingo
Desayuno	2 tostadas de pan integral con ¼ de aguacate, queso fresco y aceite de oliva Infusión o café sin azúcar Fruta	1 muffin con 1 pieza de fruta Infusión o café sin azúcar RECETA en p. 180	2 tostadas de pan integral con ¼ de aguacate, ½ lata de atún y aceite Infusión o café sin azúcar Fruta	1 vaso de leche o bebida vegetal con cereales sin azúcar y 1 cucharadita de semillas Infusión o café sin azúcar Fruta	2 tostadas de pan integral con tomate, rúcula, huevo y aceite de oliva Infusión o café sin azúcar Fruta	1 yogur natural con frutos rojos y 1 puñado de frutos secos Infusión o café sin azúcar	2 tostadas de pan integral con tomate, rúcula, salmón ahumado y aceite de oliva Infusión o café sin azúcar Fruta
Media mañana	1 yogur natural con frutos secos	Fruta y frutos secos	1 skyr natural con semillas	Fruta y frutos secos	1 yogur natural con frutos secos	1 skyr o yogur natural con chocolate negro sin azúcar	1 yogur natural con frutos secos

	Lunes	Martes	Miércoles	Jueves	Viernes	Sábado	Domingo
Comida	Sopa de verduras y patata. Filetes de pavo a la plancha con albahaca acompañados de tomate en rodajas. Fruta de temporada	Ensalada de lentejas, canónigos, brotes de soja y aguacate con atún en aceite de oliva y huevo duro. Yogur natural	Espaguetis integrales con boloñesa de verduras y soja texturizada. Fruta. RECETA en p. 181	Bol de verduras y cebolla con tofu y arroz integral. Yogur. RECETA en p. 182	Brochetas de pollo con curri acompañadas de verduras y quinoa. Fruta	Bistec a la plancha con arroz integral y alcachofas a la brasa. Fruta	Rape con albahaca fresca y tomate, cebolla y patatas al horno. Fruta
Merienda	Melón con jamón	Palitos de zanahoria con humus de garbanzos	Frutos secos y chocolate negro	Rodajas de piña con semillas	Yogur griego con semillas y chocolate negro	Frutos secos y chocolate negro	Palitos de zanahoria con humus de garbanzos

	Lunes	Martes	Miércoles	Jueves	Viernes	Sábado	Domingo
Cena	Setas y cebolla salteadas con gambas Fruta e infusión	Crema de verduras y tortilla de dos huevos rellena con tomates cherri y espinacas Yogur o fruta e infusión	Sardinas al horno con limón Ensalada de espinacas con tomate y semillas Fruta e infusión RECETA en p.183	Brócoli y zanahoria al vapor con langostinos a la plancha Yogur e infusión	Pescadilla a la plancha con guisantes y cebolla hervidos Fruta e infusión	Dados de salmón fresco salteados en wok con verduras y soja baja en sodio Fruta	Revuelto de huevos con espárragos y shiitake Fruta o yogur
NOTAS							

Muffin

Ingredientes (unidad)

40 g de harina integral de tu preferencia
1 huevo
1 cucharadita de eritritol (10 g)
1 chorrito de leche (4 ml)
1 cucharadita de esencia de vainilla
1 cucharadita de levadura química tipo Royal
    o polvo de leudar (2 g)
Canela al gusto

Preparación

1. Vierte todos los ingredientes en una taza alta. Mezcla con ayuda de una cuchara para que no queden grumos.

2. Introduce la taza en el microondas a 750 vatios en dos tandas de tiempo: primero 1 minuto y después 45 segundos.

3. Deja que se enfríe y estará listo.

Espaguetis integrales con soja texturizada

Ingredientes (2 personas)

160 ml de agua + ¼ de litro para hervir la pasta
80 g de soja texturizada
Aceite de oliva
Una pizca de sal
80-120 g de espaguetis integrales
450 g de verduras: berenjena, zanahoria, pimiento rojo
   y champiñones
200 g de salsa de tomate natural

Preparación

1. Hidrata la soja en el agua 15 minutos. Durante el proceso, la soja puede duplicar o triplicar su tamaño. Una vez pasado ese tiempo, escurre el exceso de agua en un colador y reserva.

2. Mientras, pon a hervir en una olla el ¼ de litro de agua con un poco de aceite de oliva y una pizca de sal. Cuando rompa a hervir, añade los espaguetis y déjalos 10 minutos. Escurre en un colador y reserva.

3. Lava y corta las verduras en dados, saltéalas en una sartén con un poco de aceite de oliva y, cuando empiecen a estar doradas, añade la salsa de tomate y la soja hidratada. No dejes de remover hasta que el agua del tomate y la de la soja se evapore.

4. Añade los espaguetis escurridos, intégralos en la boloñesa y sirve.

Bol de verduras y cebolla, con tofu y arroz integral

Ingredientes (2 personas)

80-120 g de arroz integral
300 g de tofu
2 cucharadas de aceite de oliva virgen extra
1 cucharadita de romero seco
1 cucharadita de albahaca seca
400 g de verduras variadas cortadas en dados: calabacín,
    pimiento rojo y pimiento verde
2 cebollas medianas
Cebollino picado

Preparación

1. Pasa el arroz bajo el grifo y hiérvelo en abundante agua durante 20-40 minutos. Cada marca tiene sus tiempos.

2. Corta el tofu en dados y marínalo en un plato con el aceite y las especias. Déjalo 20-30 minutos.

3. Mientras, lava y corta la verdura en dados y haz lo mismo con las cebollas.

4. Saltea las verduras en una sartén con aceite de oliva y, cuando estén casi doradas, añade el tofu con las especias.

5. Una vez cocido el tofu, escurre el arroz en un colador y viértelo en la sartén para mezclar todos los ingredientes.

6. Sirve en un bol y decora con cebollino. Listo para disfrutar.

Sardinas al horno con limón

Ingredientes (2 personas)

Aceite de oliva virgen extra
100 g de picada de ajo y perejil
300 g de sardinas frescas y limpias
1 limón

Preparación

1. Enciende el horno a 180 °C con calor arriba y abajo.

2. En una bandeja apta para el horno, pon papel vegetal, un poco de aceite de oliva y 50 gramos de picada de perejil y ajo.

3. A continuación, coloca las sardinas una al lado de la otra, en una sola capa.

4. Exprime el limón en un vaso y reparte el zumo sobre las sardinas. Seguidamente, alíñalas con aceite y cúbrelas con el resto de la picada de ajo y perejil.

5. Si tienes tiempo, tapa la bandeja con film y déjalas macerar 1 hora en la nevera. Si no, métalas en el horno a altura media, 15-20 minutos a 180 °C y las tendrás listas para comer.

Seguro que te has quedado con ganas de más recetas, así que quiero hacerte un regalo. Si te apetece saber qué puedes comer durante la menopausia, descárgate otras recetas en:

www.reinassinreglas.com/recetas-reinas

Conclusión

Queda en tus manos

«Cuidarse no es una opción, es la opción»

Has llegado hasta aquí y seguro que tienes cierto batiburrillo mental de datos, minerales, vitaminas, macronutrientes... Te recomiendo que no te centres en el detalle de la nutrición, sino que mires la globalidad. Así irás bien encaminada. En este libro he pretendido transmitir tranquilidad para encarar esta etapa (tanto si ya estás en ella como si has decidido cuidarte para un futuro no muy lejano), porque el climaterio y la menopausia no son el fin de nada, al contrario, son el comienzo de una nueva era que puede ser maravillosa en función de las decisiones que tomemos. Es una segunda adolescencia en la que volvemos a experimentar una ebullición hormonal con cambios físicos, metabólicos y psicológicos asociados. Reducir o remitir muchos de sus síntomas es posible con actividad física, una buena alimentación, un correcto estilo de vida y el conocimiento basado en la ciencia.

Las ideas más importantes que deberías recordar son:

- **No olvides el colorido en tus platos.** Cuanta más variedad de vegetales, proteínas, grasas, cereales, etc., tenga tu alimentación, más rica será en micronutrientes.

Compra productos de temporada; estos alimentos aportan los micronutrientes necesarios en cada estación para mejorar el sistema inmunitario y protegernos de factores externos como el frío o el calor.

- **No cuentes calorías.** A lo largo de estas páginas no he hablado de las calorías que debes ingerir porque es un factor poco importante en la menopausia. Céntrate en crear composiciones y combinaciones de alimentos respetando el plato reina, el plato reina básico y las frecuencias de consumo. Eso es mucho más importante que la ingesta energética diaria, te ayudará a reducir contorno, la inflamación de bajo grado asociada al climaterio, y mejorará tu nivel de energía y tu estado anímico.
- **No hay nada prohibido en esta etapa.** Puedes comer dulces, disfrutar de una pizza, de un plato de pasta... Pero la buena elección siempre estará en el equilibrio y en no sentirte culpable por haber comido algo en concreto. La mente humana es como un niño: si le dices que no sin más explicaciones, insistirá en que quiere aquello que te niegas a darle, pero si te permites su ingesta, lo disfrutas sin remordimientos pero eres consciente de lo que puede suponer su abuso a nivel metabólico (aumento de glucemias, alteración del perfil lipídico...), poco a poco tu mente y tu organismo irán necesitando cada vez menos su consumo. Comer dulces o refinados tiene cabida en una alimentación equilibrada, y también durante la menopausia.
- **La alimentación antiinflamatoria es la clave.** Como hemos ido viendo, se basa en alimentos frescos, sin

etiquetas o con etiquetas que cumplen el método DECA169: una nutrición alta en fibra, que evite el abuso de grasas hidrogenadas o trans, y rica en cereales integrales y enteros, legumbres, frutas, verduras, especias, proteínas, frutos secos, semillas... Una vez más, el plato reina nos ayudará a conseguir todas estas combinaciones sin tener que pensar demasiado. Mi consejo es que arriesgues en la cocina, compres alimentos nuevos para ti, busques recetas y las pongas en práctica en casa. Unos días te equivocarás, pero otros muchos te sorprenderán tus creaciones y las escribirás en tu recetario personal. Así conseguirás que tu alimentación sea más variada y rica en micronutrientes. No naciste aprendida, pero nada te impide empezar a cocinar de otro modo.

- **Los productos proinflamatorios también existen.** Modera el consumo de azúcares, harinas refinadas, productos ricos en grasas trans e hidrogenadas... Los distinguirás porque no cumplen el DECA169. El alcohol también está en este grupo. Que no te engañen: no existe un consumo saludable de alcohol y deberías desconfiar de quien afirme lo contrario. Además, afecta al nivel de energía, a la calidad del sueño, a los sofocos, a la grasa en la zona media... Si optas por tomarlo, como yo, ten en cuenta sus efectos, no pienses que es inocuo.

- **El ejercicio** es otra constante que te ayudará a mejorar, prevenir y eliminar síntomas durante el climaterio. La actividad física, igual que la alimentación, debe prescribirse en función de los síntomas y del punto de partida físico de cada cual, pero aconsejo un tipo de ejercicios que mejoren la fuerza y la masa muscular, que proporcionen agilidad y elasticidad y que mejoren la propiocepción. Es importante una actividad física que redunde en beneficio del sistema cardiovascular porque uno de los efectos de la menopausia es el aumento de riesgo cardiovascular.

• Cualquier ejercicio aeróbico (caminar a un ritmo rápido, correr, ir en bicicleta, cardio *hiit*, intervalos...) es esencial para mejorar la salud cardiovascular antes, durante y después de la menopausia. Un trabajo de fuerza (pesas, máquinas, *crossfit*, gomas, calistenia...) mejorará la masa muscular y también el metabolismo basal. Y, para acabar, una rutina semanal de yoga, pilates o ballet mejorará tu flexibilidad y movilidad general. Así se cerraría el círculo de actividad física que necesitas realizar a partir de los 40 años.

He escrito estas páginas con mucho cariño, volcando mis conocimientos para que, tras su lectura, veas con otros ojos el climaterio y la menopausia. Quiero que cojas las riendas de tu vida y tu alimentación y empieces a hacer pequeños cambios en tu día a día. Comienza por cambiar tu desayuno y por implementar un poco de ejercicio. Cuando eso se convierta en un hábito, haz cambios en tu rutina de sueño, luego añade más fruta a tu alimentación, y así... No tengas prisa. Roma no se hizo en un día, y los cambios en el estilo de vida no pueden asentarse de un día para otro ni aplicarse todos a la vez.

Para acabar te contaré que cada día aprendo de mis pacientes. Un día una de ellas me dijo: «Cuidarnos en esta etapa no es una opción, es la opción». Así es. Quiero añadir que debes hacerlo disfrutando del proceso, sin prisa, valorando cada pequeño cambio que implementes. No corras, pero sé constante y no centres la mejora en la pérdida de peso. Valora tu energía, tu estado anímico, tu contorno, la calidad de tu sueño, la ansiedad, los sofocos...

Recuerda: mente maratoniana, no de esprínter. Poco a poco te sentirás la reina que eres. Una reina sin reglas.

Agradecimientos

Este libro ha nacido de un esfuerzo colectivo. En primer lugar, quiero agradecer a Joan su apoyo y sus ánimos durante la escritura, su ayuda en la resolución de dudas y su eterno buen carácter.

Me gustaría dar las gracias a todas las reinas que forman parte de la comunidad @hablandodenutricion; con sus preguntas, afirmaciones, experiencias, dudas... han ayudado a la redacción de este libro y, sobre todo, quiero agradecerles que formen parte del maravilloso movimiento que estamos creando juntas: Reinas sin reglas.

Gracias a mis amigos, que son pocos pero valen oro. A Silvia U., mi mayor relaciones públicas; a Bea y David, por su ánimo y por soñar juntos mientras redactaba estas páginas; a Pilar C., quien en la distancia está siempre ahí con una sonrisa y un abrazo. A Nieves, mi segunda hermana, y a Carme y Ricard, mis segundos padres. A Àngels, Miquel, Josep Maria y Silvia por su apoyo en el camino y, cómo no, a Laura, mi editora, por apoyarme tanto con sus respuestas a mis constantes dudas durante el desarrollo de la criatura. Manel, gracias por creer en mí y darme la oportunidad de escribir.

Tengo un pensamiento muy especial para mis abuelos, quienes podrán tocar y leer estas páginas, y para Ekaitz y mis sobrinas, que serán las futuras reinas. Mamá, gracias por quererme tanto, y a ti, papá, por mirarme siempre así. A Jordi y Lorena, los mejores hermanos que puedo tener, y a mis tías y madrina, por hablarme sin tabúes de su menopausia cada vez que les he preguntado sobre ella. Gracias, Carlos, por ayudarme en los primeros pasos.

No puedo olvidarme de mi querido Team Menopausia, la doctora Radharani Jiménez y María Martínez, de *Siéntete joven*, que son inteligencia, amor y pureza. A todos mis profesores de nutrición y al doctor Iván Ibáñez, mi primer maestro en la profesión.

Notas

INTRODUCCIÓN. SOMOS DUEÑAS DE NUESTRA MENOPAUSIA

1. T. A. Takahashi, K. M. Johnson, «Menopause», *Medical Clinics of North America*, 99(3): 521-534, DOI: <10.1016/j.mcna. 2015.01.006>, mayo de 2015.

1. NUTRICIÓN Y MENOPAUSIA. «¿Y AHORA QUÉ COMO?»

1. R. Micha, D. Mozaffarian, «Saturated Fat and Cardiometabolic Risk Factors, Coronary Heart Disease, Stroke, and Diabetes: A Fresh Look at the Evidence», *Lipids*, 45(10): 893-905, DOI: <10.1007/s11745-010-3393-4>, 31 de marzo de 2010.
2. A. Astrup *et al.*, «Saturated Fats and Health: A Reassessment and Proposal for Food-Based Recommendations: JACC State-of-the-Art Review», *Journal of the American College of Cardiology*, 76(7): 844-857, DOI: <10.1016/j.jacc.2020.05.077>, 18 de agosto de 2020.
3. D. Agostini *et al.*, «Muscle and Bone Health in Postmenopausal Women: Role of Protein and Vitamin D Supplementation Combined with Exercise Training», *Nutrients*, 10(8): 1103, DOI: <10.3390/nu10081103>, 2018.
4. A. J. Cruz-Jentoft *et al.*, «European Working Group on

Sarcopenia in Older People». *Envejecimiento por edad*, 39(4): 412-423, julio de 2010.

5. I. Englert *et al.*, «Impact of Protein Intake during Weight Loss on Preservation of Fat-Free Mass, Resting Energy Expenditure, and Physical Function in Overweight Postmenopausal Women: A Randomized Controlled Trial», *Obesity Facts*, 14(3): 259-270, DOI: <10.1159/000514427>, 11 de mayo de 2021.

6. C. R. Gale *et al.*, «Fuerza de agarre, composición corporal y mortalidad», *International Journal of Epidemiology*, 36(1): 228-235, <https://www.ncbi.nlm.nih.gov/pubmed/17056604/>, febrero de 2007.

7. *Ibid.*

8. C. Krittanawong *et al.*, «Association Between Egg Consumption and Risk of Cardiovascular Outcomes: A Systematic Review and Meta-Analysis», *American Journal of Medicine*, 134(1): 76-83.e2, DOI: <10.1016/j.amjmed.2020.05.046>, 1 de enero de 2021.

2. AUMENTO DE PESO. «SIENTO QUE SOLO CON RESPIRAR ENGORDO»

1. G. Stachowiak, T. Pertyński, M. Pertyńska-Marczewska, «Metabolic disorders in menopause», *Przeglad Menopauzalny*, 14(1): 59-64, DOI: <10.5114/pm.2015.50000>, 2015.

2. G. A. Greendale *et al.*, «Changes in body composition and weight during the menopause transition», *JCI Insight*, 4(5): e124865, DOI: <10.1172/jci.insight.124865>, 7 de marzo de 2019.

3. Stachowiak, Pertyński, Pertyńska-Marczewska, *op. cit.*

4. A. Soto Rodríguez *et al.* «Síndrome metabólico y grasa visceral en mujeres con un factor de riesgo cardiovascular», *Nutrición hospitalaria*, 01085, DOI: <http://dx.doi.org/10.20960/nh.1085>, 2017.

5. Greendale *et al.*, *op. cit.*

3. Sofocos. «Soy una estufa que se enciende y se apaga cuando quiere»

1. E. W. Freeman *et al.*, «Duration of Menopausal Hot Flushes and Associated Risk Factors», *Obstetrics & Gynecology*, 117(5): 1095-1104, DOI: <10.1097/AOG.0b013e318214f0de>, mayo de 2011.

2. R. Bansal, N. Aggarwal, «Menopausal hot flashes: A concise review», *Journal of Mid-Life Health*, 10(1): 6-13, DOI:<10.4103/jmh.JMH_7_19>, 29 de marzo de 2019.

3. E. B. Gold *et al.*, «Relation of Demographic and Lifestyle Factors to Symptoms in a Multi-Racial/Ethnic Population of Women 40-55 Years of Age», *American Journal of Epidemiology*, 152(5): 463-473, DOI: <10.1093/aje/152.5.463>, 1 de septiembre de 2000.

4. S. R. Miller *et al.*, «Association between race and hot flashes in midlife women», *Maturitas*, 54(3): 260-269, DOI: <10.1016/j.maturitas.2005.12.001>, 20 de junio de 2006.

5. Gold *et al.*, *op. cit.*

6. C. Costanian *et al.*, «Reviewing the evidence on vasomotor symptoms: the role of traditional and non-traditional factors», *Climacteric: Journal of the International Menopause Society*, 23(3): 213-223, DOI: <10.1080/13697137.2019.1711051>, 24 de enero de 2020.

7. M. K. Whiteman *et al.*, «Smoking, body mass, and hot flashes in midlife women», *Obstetrics & Gynecology*, 101(2): 264-272, DOI: <10.1016/s0029-7844(02)02593-0>, febrero de 2003.

8. L. Gallicchio *et al.*, «Cigarette smoking, estrogen levels, and hot flashes in midlife women», *Maturitas*, 53(2): 133-143, DOI: <10.1016/j.maturitas.2005.03.007>, 20 de enero de 2006.

9. J. I. Choi *et al.*, «Relationship between alcohol consumption and age at menopause: The Korea National Health and Nutrition Examination Survey», *Taiwanese Journal of Obstetrics & Gynecology*, 56(4): 482-486, DOI: <10.1016/j.tjog.2017.05.002>, agosto de 2017.

10. M. Cigolini *et al.*, «Moderate alcohol consumption and its

relation to visceral fat and plasma androgens in healthy women», *International journal of obesity and related metabolic disorders*, 20(3): 206-212, <https://pubmed.ncbi.nlm.nih.gov/8653140/>, marzo de 1996.

11. A. M. Minihane *et al.*, «Low-grade inflammation, diet composition and health: current research evidence and its translation», *The British Journal of Nutrition*, 114(7): 999-1012, DOI: <10.1017/S0007114515002093>, 31 de julio de 2015.

12. H. M. Roager *et al.*, «Whole grain-rich diet reduces body weight and systemic low-grade inflammation without inducing major changes of the gut microbiome: a randomised cross-over trial», *Gut*, 68(1): 83-93, DOI: <10.1136/gutjnl-2017-314786>, enero de 2019.

13. C. Custodero *et al.*, «Evidence-based nutritional and pharmacological interventions targeting chronic low-grade inflammation in middle-age and older adults: A systematic review and meta-analysis», *Ageing Research Reviews*, 46: 42-59, DOI: <10.1016/j.arr.2018.05.004>, septiembre de 2018.

14. M. T. López Luengo, «Fitoestrógenos. Eficacia y seguridad», *Elsevier*, 29(3): 136-140, <https://www.elsevier.es/es-revista-offarm-4-articulo-fitoestrogenos-eficacia-seguridad-X0212047X10511945>, mayo de 2010.

15. *Ibid.*

16. H. Roberts, A. Lethaby, «Phytoestrogens for menopausal vasomotor symptoms: a Cochrane review summary», *Maturitas*, 78(2): 79-81, DOI: <10.1016/j.maturitas.2014.04.004>, 1 de junio de 2014.

17. P. de Franciscis *et al.*, «A Nutraceutical Approach to Menopausal Complaints», *Medicina* (Kaunas, Lithuania), 55(9): 544, DOI: <10.3390/medicina55090544>, agosto de 2019.

18. I. Domínguez-López *et al.*, «Effects of Dietary Phytoestrogens on Hormones throughout a Human Lifespan: A Review», *Nutrients*, 12(8): 2456, DOI: <10.3390/nu12082456>, 15 de agosto de 2020.

19. P. de Franciscis *et al.*, *op. cit.*

20. L. Li *et al.*, «Quantitative efficacy of soy isoflavones on menopausal hot flashes», *British Journal of Clinical Pharmacology*, 79(4): 593-604, DOI: <10.1111/bcp.12533>, 15 de octubre de 2014.

21. H. Roberts, A. Lethaby, «Phytoestrogens for menopausal vasomotor symptoms: a Cochrane review summary», *Maturitas*, 78(2): 79-81, DOI: <10.1016/j.maturitas.2014.04.004>, 1 de junio de 2014.

22. L. R. Chen, K. H. Chen, «Utilization of Isoflavones in Soybeans for Women with Menopausal Syndrome: An Overview», *International Journal of Molecular Sciences*, 22(6): 3212, DOI: <10.3390/ijms22063212>, 22 de marzo de 2021.

23. P. de Franciscis *et al.*, «A Nutraceutical Approach to Menopausal Complaints», *Medicina* (Kaunas, Lithuania), 55(9): 544, DOI: <10.3390/medicina55090544>, agosto de 2019.

24. S. E. Geller, L. Studee, «Botanical and dietary supplements for menopausal symptoms: what works, what does not», *Journal of Women's Health*, 14(7): 634-649, DOI: <10.1089/jwh.2005.14.634>, septiembre de 2005.

25. R. Haimov-Kochman, D. Hochner-Celnikier, «Hot flashes revisited: pharmacological and herbal options for hot flashes management. What does the evidence tell us?», *Acta Obstetricia et Gynecologica Scandinavica*, 84(10): 972-979, DOI: <10.1111/j.0001-6349.2005.00769.x>, 15 de septiembre de 2005.

26. A. Hajirahimkhan, B. M. Dietz, J. L. Bolton, «Botanical modulation of menopausal symptoms: mechanisms of action?», *Planta medica*, 79(7): 538-553, DOI: <10.1055/s-0032-1328187>, mayo de 2013.

27. K. S. Lund *et al.*, «Efficacy of a standardised acupuncture approach for women with bothersome menopausal symptoms: a pragmatic randomised study in primary care (the ACOM study)», *BMJ open*, 9(1): e023637, DOI: <10.1136/bmjopen-2018-023637>, febrero de 2019.

28. E. Berin *et al.*, «Resistance training for hot flushes in postmenopausal women: A randomised controlled trial», *Maturitas*,

126: 55-60, DOI: <10.1016/j.maturitas.2019.05.005>, 14 de mayo de 2019.

29. T. G. Bailey *et al.*, «Exercise training reduces the frequency of menopausal hot flushes by improving thermoregulatory control», *Menopause* (Nueva York, N.Y.), 23(7): 708-718, DOI: <10.1097/GME.0000000000000625>, julio de 2016.

4. Falta de energía. «Me levanto agotada. Me siento yaya»

1. A. Rajpal, F. Ismail-Beigi, «Intermittent fasting and "metabolic switch": Effects on metabolic syndrome, prediabetes, and type 2 diabetes», *Diabetes, Obesity & Metabolism*, 22(9): 1496-1510, DOI: <10.1111/dom.140803>, 6 de mayo 2020.

2. S. Welton *et al.*, «Intermittent fasting and weight loss: Systematic review», *Canadian Family Physician Medecin de Famille Canadien*, 66(2): 117-125, <https://pubmed.ncbi.nlm.nih.gov/32060194/>, febrero de 2020.

3. A. Rajpal, F. Ismail-Beigi, *op. cit.*

4. D. Agostini *et al.*, «Muscle and Bone Health in Postmenopausal Women: Role of Protein and Vitamin D Supplementation Combined with Exercise Training», *Nutrients*, 10(8): 1103, DOI: <10.3390/nu10081103>, 16 de agosto de 2108.

5. *Ibid.*

6. J. Antonio *et al.*, «A high protein diet (3.4 g/kg/d) combined with a heavy resistance training program improves body composition in healthy trained men and women – a follow-up investigation», *Journal of the International Society of Sports Nutrition*, 12: 39, DOI: <10.1186/s12970-015-0100-0>, 20 de octubre de 2015.

7. A. Rajpal, F. Ismail-Beigi, *op. cit.*

8. N. Deutz *et al.*, «Protein intake and exercise for optimal muscle function with aging: recommendations from the ESPEN Expert Group», *Clinical nutrition* (Edimburgo, Escocia), 33(6):

NOTAS   199

929-936, DOI: <10.1016/j.clnu.2014.04.007>, 1 de diciembre de 2014.

9. A. Rajpal, F. Ismail-Beigi, *op. cit.*

10. A. Firquet, W. Kirschner, J. Bitzer, «Forty to fifty-five-year-old women and iron deficiency: clinical considerations and quality of life», *Gynecological Endocrinology: the official journal of the International Society of Gynecological Endocrinology*, 33(7): 503-509, DOI: <10.1080/09513590.2017.1306736>, 28 de marzo de 2017.

11. F. A. Cadegiani, C. E. Kater, «Adrenal fatigue does not exist: a systematic review», *BMC endocrine disorders*, 16(1): 48, DOI: <10.1186/s12902-016-0128-4>, 24 de agosto de 2016.

12. *Ibid.*

13. J. C. Basso *et al.*, «Brief, daily meditation enhances attention, memory, mood, and emotional regulation in non-experienced meditators», *Behavioural brain research*, 356: 208-220, DOI: <10.1016/j.bbr.2018.08.023>, enero de 2019.

14. *Ibid.*

5. Grasa abdominal. «Me ha salido un alien donde antes tenía cintura»

1. R. A. Lobo *et al.*, «Prevention of diseases after menopause», *Climacteric: Journal of the International Menopause Society*, 17(5): 540-556, DOI: <10.3109/13697137.2014.933411>, 27 de junio de 2014.

2. J. W. Apolzan *et al.*, «The Effects of Alcohol Consumption on Cardiometabolic Health Outcomes Following Weight Loss in Premenopausal Women with Obesity: A Pilot Randomized Controlled Trial», *International Journal of Environmental Research and Public Health*, 17(15): 5302, DOI: <10.3390/ijerph17155302>, 23 de julio de 2020.

3. Servicio de drogodependencias y otras adicciones de la Di-

rección General de Salud Pública y Consumo del Gobierno de La Rioja (sin fecha), «Concepto de grado alcohólico», recuperado el 18 de febrero de 2022 de <https://www.infodrogas.org/drogas/al cohol?start=1>.

4. K. Yoon, N. Kim, «Roles of Sex Hormones and Gender in the Gut Microbiota», *The Korean Society of Neurogastroenterology and Motility*, 27(3): 314-325, DOI: <10.5056/jnm20208>, 25 de marzo de 2021.

5. *Ibid.*

6. J. M. Baker, L. Al-Nakkash, M. M. Herbst-Kralovetz, «Estrogen-gut microbiome axis: Physiological and clinical implications», *Maturitas*, 103: 45-53, DOI: <10.1016/j.maturitas.2017.06.025>, 1 de septiembre de 2017.

7. *Ibid.*

8. *Ibid.*

9. *Ibid.*

10. G. Stachowiak, T. Pertyński, M. Pertyńska-Marczewska, «Metabolic disorders in menopause», *Przeglad Menopauzalny*, 14(1): 59-64, DOI: <10.5114/pm.2015.50000>, 2015.

6. CAMBIOS DE HUMOR. «MIS HORMONAS Y YO SOMOS DE BANDOS DISTINTOS»

1. G. Gava *et al.*, «Cognition, Mood, and Sleep in Menopausal Transition: The Role of Menopause Hormone Therapy», *Medicina* (Kaunas, Lithuania), 55(10): 668, DOI: <10.3390/medicina55100 668>, 1 de octubre de 2019.

2. *Ibid.*

3. *Ibid.*

4. *Ibid.*

5. E. W. Freeman *et al.*, «Longitudinal pattern of depressive symptoms around natural menopause», *JAMA Psychiatry*, 71(1): 36-43, DOI: <10.1001/jamapsychiatry.2013.2819>, enero de 2014.

6. Gava *et al.*, *op. cit.*

7. *Ibid.*

8. A. F. Allaz *et al.*, «Body weight preoccupation in middle-age and ageing women: A general population survey», *The International journal of Eating Disorders*, 23(3): 287-294, DOI: <10.1002/(sici)1098-108x(199804)23:3<287: aid-eat6>3.0.co;2-f>, 6 de diciembre de 1998.

9. A. L. Hirschberg, «Sex hormones, appetite and eating behaviour in women», *Maturitas*, 71(3): 248-256, DOI: <10.1016/j.maturitas.2011.12.016>, marzo de 2012.

10. *Ibid.*

11. J. H. Baker *et al.*, «Ovarian hormones influence eating disorder symptom variability during the menopause transition: A pilot study». *Eating Behaviors*, 35: 101337, DOI: <10.1016/j.eatbeh.2019.101337>, marzo de 2012.

12. J. H. Baker, C. D. Runfola, C. D. «Eating disorders in midlife women: A perimenopausal eating disorder?», *Maturitas*, 85: 112-116, DOI: <10.1016/j.maturitas.2015.12.017>, marzo de 2016.

13. B. Klimova, M. Novotny, M. Valis, «The Impact of Nutrition and Intestinal Microbiome on Elderly Depression – A Systematic Review», *Nutrients*, 12(3): 710, DOI: <10.3390/nu1203071 0>, 7 de marzo de 2020.

14. Y. Wu *et al.*, «Associations of dietary vitamin B1, vitamin B2, vitamin B6, and vitamin B12 with the risk of depression: a systematic review and meta-analysis», *Nutrition reviews*, 80(3): 351-366, DOI: <10.1093/nutrit/nuab014>, 10 de febrero de 2022.

15. Klimova, Novotny, Valis, *op. cit.*

16. F. B. Schuch, B. Stubbs, «The Role of Exercise in Preventing and Treating Depression», *Current Sports Medicine Reports*, 18(8): 299-304, DOI: <10.1249/JSR.0000000000000620>, agosto de 2019.

17. S. Gujral *et al.*, «Exercise effects on depression: Possible neural mechanisms», *General Hospital Psychiatry*, 49: 2-10, DOI: <10.1016/j.genhosppsych.2017.04.012>, noviembre de 2017.

18. Schuch, Stubbs, *op. cit.*

19. B. Stubbs *et al.*, «Physical activity and depression: a large cross-sectional, population-based study across 36 low —and middle— income countries», *Acta Psychiatrica Scandinavica*, 134(6): 546-556, DOI: <10.1111/acps.12654>, 5 de octubre de 2016.

20. Gujral *et al.*, *op. cit.*

21. J. Wielgosz *et al.*, «Mindfulness Meditation and Psychopathology», *Annual Review of Clinical Psychology*, 15: 285-316, DOI: <10.1146/annurev-clinpsy-021815-093423>, 7 de mayo de 2019.

22. S. A. Saeed, K. Cunningham, R. M. Bloch, «Depression and Anxiety Disorders: Benefits of Exercise, Yoga, and Meditation», *American Family Physician*, 99(10): 620-627, <https://pub med.ncbi.nlm.nih.gov/31083878/>, 15 de mayo de 2019.

23. E. A. Hoge *et al.*, «Randomized controlled trial of mindfulness meditation for generalized anxiety disorder: effects on anxiety and stress reactivity», *The Journal of Clinical Psychiatry*, 74(8): 786-792, DOI: <10.4088/JCP.12m08083>, agosto de 2013.

24. S. E. Geller, L. Studee, «Botanical and dietary supplements for menopausal symptoms: what works, what does not», *Journal of Women's Health*, 14(7): 634-649, DOI: <10.1089/jwh.2005.14.634>, septiembre de 2005.

25. S. E. Lakhan, K. F. Vieira, «Nutritional and herbal supplements for anxiety and anxiety-related disorders: systematic review», *Nutrition Journal*, 9: 42, DOI: <10.1186/1475-2891-9-42>, 7 de octubre de 2010.

26. M. Fernández-Rodríguez, I. Rodríguez-Legorburu, M. I. López-Ibor Alcocer, «Nutritional supplements in anxiety disorder», *Actas Españolas de Psiquiatría*, 45 (suplemento): 1-7, https://pubmed.ncbi.nlm.nih.gov/29171640/, septiembre de 2017.

7. La piel. «¿Cómo puede cambiar tanto en tan poco tiempo?»

1. A. K. Rzepecki *et al.*, «Estrogen-deficient skin: The role of topical therapy», *International Journal of Women's Dermatology*, 5(2): 85-90, DOI: <10.1016/j.ijwd.2019.01.001>, 15 de marzo de 2019.

2. *Ibid.*

3. M. Michalak *et al.*, «Bioactive Compounds for Skin Health: A Review», *Nutrients*, 13(1): 203, DOI: <10.3390/nu13010203>, 12 de enero de 2021.

4. *Ibid.*

5. *Ibid.*

6. *Ibid.*

7. *Ibid.*

8. J. M. Pullar, A. C. Carr, M. Vissers, «The Roles of Vitamin C in Skin Health», *Nutrients*, 9(8): 866, DOI: <10.3390/nu9080866>, 12 de agosto de 2017.

9. Michalak *et al.*, *op. cit.*

10. *Ibid.*

11. *Ibid.*

12. *Ibid.*

13. *Ibid.*

14. N. Khunger, K. Mehrotra, «Menopausal Acne – Challenges and Solutions», *International Journal of Women's Health*, 11: 555-567, DOI: <10.2147/IJWH.S174292>, 29 de octubre de 2019.

15. A. Heng, F. T. Chew, «Systematic review of the epidemiology of acne vulgaris», *Scientific reports*, 10(1): 5754, DOI: <10.1038/s41598-020-62715-3>, 1 de abril de 2020.

16. *Ibid.*

17. Khunger, Mehrotra, *op. cit.*

18. *Ibid.*

19. *Ibid.*

20. R. Dai *et al.*, «The effect of milk consumption on acne: a

meta-analysis of observational studies», *Journal of the European Academy of Dermatology and Venereology: JEADV*, 32(12): 2244-2253, DOI: <10.1111/jdv.15204>, 6 de agosto de 2018.

21. R. Williams, A. D. Pawlus, M. J. Thornton, «Getting under the skin of hair aging: the impact of the hair follicle environment», *Experimental dermatology*, 29(7): 588-597, DOI: <10.1111/exd.14109>, 2 de mayo de 2020.

22. *Ibid.*

23. R. Sinclair *et al.*, «Hair loss in women: medical and cosmetic approaches to increase scalp hair fullness», *The British Journal of Dermatology*, 165, suplemento 3: 12-18, DOI: <10.1111/j.1365-2133.2011.10630.x>, 15 de diciembre de 2011.

24. *Ibid.*

25. P. T. Rose, «Combination Approaches for Combatting Hair Loss», *Dermatologic Clinics*, 39(3): 479-485, DOI: <10.1016/j.det.2021.04.004>, julio de 2021.

26. Williams, Pawlus, Thornton, *op. cit.*

27. E. Proksch *et al.*, «Oral supplementation of specific collagen peptides has beneficial effects on human skin physiology: a double-blind, placebo-controlled study», *Skin pharmacology and physiology*, 27(1): 47-55, DOI: <10.1159/000351376>, 2014.

28. P. Maia Campos *et al.*, «Oral Supplementation with Hydrolyzed Fish Cartilage Improves the Morphological and Structural Characteristics of the Skin: A Double-Blind, Placebo-Controlled Clinical Study», *Molecules* (Basel, Suiza), 26(16): 4880, DOI: <10.3390/molecules26164880>, 12 de agosto de 2021.

8. LIBIDO Y APETITO SEXUAL. «¿RELACIONES SEXUALES? ¿LIBIDO? ¿QUÉ ES ESO?»

1. N. L. McCoy, J. M. Davidson, «A longitudinal study of the effects of menopause on sexuality», *Maturitas*, 7(3): 203-210, DOI: <10.1016/0378-5122(85)90041-6>, septiembre de 1985.

2. I. Scavello *et al.*, «Sexual Health in Menopause», *Medicina* (Kaunas, Lituania), 55(9): 559, DOI: <10.3390/medicina55090 559>, 2 de septiembre de 2019.

3. *Ibid.*

4. M. Rahnavardi, Z. B. Khalesi, S. Rezaie-Chamani, «Effects of lifestyle on sexual function among postmenopausal women», *African Health Sciences*, 21(4): 1823-1829, DOI: <10.4314/ahs. v21i4.40>, diciembre de 2021.

5. M. Maciel, L. Laganà, «Older women's sexual desire problems: biopsychosocial factors impacting them and barriers to their clinical assessment», *BioMed Research International*, 107217, DOI: <10.1155/2014/107217>, 2014.

6. Rahnavardi, Khalesi, Rezaie-Chamani, *op. cit.*

7. M. Towe *et al.*, «Diet and Female Sexual Health», *Sexual Medicine Reviews*, 8(2): 256-264, DOI: <10.1016/j.sxmr.2019. 08.004>, abril de 2020.

8. *Ibid.*

9. N. Leyva-López *et al.*, «Essential Oils of Oregano: Biological Activity beyond Their Antimicrobial Properties», *Molecules* (Basel, Suiza), 22(6): 989, DOI: <10.3390/molecules22060989>, 14 de junio de 2017.

10. Q. Q. Mao *et al.*, «Bioactive Compounds and Bioactivities of Ginger (*Zingiber officinale* Roscoe)», *Foods* (Basel, Suiza), 8(6): 185, DOI: <10.3390/foods8060185>, 30 de mayo de 2019.

11. R. R. Kotha, D. L. Luthria, «Curcumin: Biological, Pharmaceutical, Nutraceutical, and Analytical Aspects», *Molecules* (Basel, Suiza), 24(16): 2930, DOI: <10.3390/molecules24162930>, 13 de agosto de 2019.

12. J. R. de Oliveira, S. Camargo, L. D. de Oliveira, «*Rosmarinus officinalis* L. (rosemary) as therapeutic and prophylactic agent», *Journal of Biomedical Science*, 26(1): 5, DOI: <10.1186/s12929-019-0499-8> 9 de enero de 2019.

13. S. Yanakiev, «Effects of Cinnamon (*Cinnamomum* spp.) in

Dentistry: A Review», *Molecules* (Basel, Suiza), 25(18): 4184, DOI: <10.3390/molecules25184184>, 12 de septiembre de 2020.

14. R. Vázquez-Fresno *et al.*, «Herbs and Spices – Biomarkers of Intake Based on Human Intervention Studies – A Systematic Review», *Genes & Nutrition*, 14: 18, DOI: <10.1186/s12263-019-0636-8>, 22 de mayo de 2019.

15. F. Ashkar *et al.*, «The Role of medicinal herbs in treatment of insulin resistance in patients with Polycystic Ovary Syndrome: A literature review», *Biomolecular Concepts*, 11(1): 57-75, DOI: <10.1515/bmc-2020-0005>, 26 de marzo de 2020.

16. Vázquez-Fresno *et al.*, *op. cit.*

17. T. Silva *et al.*, «Food with Influence in the Sexual and Reproductive Health», *Current Pharmaceutical Biotechnology*, 20(2): 114-122, DOI: <10.2174/1389201019666180925140400>, 2019.

18. F. Giugliano *et al.*, «Adherence to Mediterranean Diet and Sexual Function in Women with Type 2 Diabetes», *The Journal of SexualMedicine*,7(5):1883-1890,DOI:<10.1111/j.1743-6109.2010. 01714>, 23 de abril de 2010.

19. K. Esposito *et al.*, «Mediterranean diet improves sexual function in women with the metabolic syndrome. *International Journal of Impotence Research*, 19(5): 486-491, DOI: <10.1038/sj. ijir.3901555>, septiembre-octubre de 2007.

20. Towe *et al.*, *op. cit.*

21. S. R. El Khoudary *et al.*, «The menopause transition and women's health at midlife: a progress report from the Study of Women's Health Across the Nation (SWAN)», *Menopause* (Nueva York, N.Y.), 26(10): 1213-1227, DOI: <10.1097/GME.00000000 00001424>, octubre de 2019.

22. N. Potter, N. Panay, «Vaginal lubricants and moisturizers: a review into use, efficacy, and safety», *Climacteric: Journal of the International Menopause Society*, 24(1): 19-24, DOI: <10.1080/136 97137.2020.1820478>, febrero de 2021.

23. El Khoudary *et al.*, *op. cit.*

24. S. Alvisi *et al.*, «Vaginal Health in Menopausal Women»,

Medicina (Kaunas, Lituania), 55 (10): 615, DOI: <10.3390/medicina 55100615>, 20 de septiembre de 2019.

25. *Ibid.*

26. M. Carcelén-Fraile *et al.*, «Effects of Physical Exercise on Sexual Function and Quality of Sexual Life Related to Menopausal Symptoms in Peri- and Postmenopausal Women: A Systematic Review», *International Journal of Environmental Research and Public Health*, 17(8): 2680, DOI: <10.3390/ijerph17082680>, 14 de abril de 2020.

27. A. M. Stanton, A. B. Handy, C. M. Meston, «The Effects of Exercise on Sexual Function in Women», *Sexual Medicine Reviews*, 6(4): 548-557, DOI: <10.1016/j.sxmr.2018.02.004>, octubre de 2018.

28. El Khoudary *et al.*, *op. cit.*

29. Maciel, Laganà, *op. cit.*

30. *Ibid.*

31. F. R. Dizavandi *et al.*, «An overview of the phytoestrogen effect on vaginal health and dyspareunia in peri- and post-menopausal women», *Post Reproductive Health*, 25(1): 11-20, DOI: <10.1177/2053369118823365>, 20 de febrero de 2019.

32. A. Ghanbari *et al.*, «*Tribulus terrestris* and female reproductive system health: A comprehensive review», *Phytomedicine: International Journal of Phytotherapy and Phytopharmacology*, 84: 153462, DOI: <10.1016/j.phymed.2021.153462>, abril de 2021.

33. M. Kenda *et al.*, «Herbal Products Used in Menopause and for Gynecological Disorders», *Molecules* (Basel, Suiza), 26(24): 7421, DOI: <10.3390/molecules26247421>, 8 de diciembre de 2021.

34. P. de Franciscis *et al.*, «A Nutraceutical Approach to Menopausal Complaints», *Medicina* (Kaunas, Lithuania), 55(9): 544, DOI: <10.3390/medicina55090544>, agosto de 2019.

35. H. Riazi *et al.*, «Effect of Vitamin D on the Vaginal Health of Menopausal Women: A Systematic Review», *Journal of Menopausal Medicine*, 25(3): 109-116, DOI: <10.6118/jmm.19194>, diciembre de 2019.

9. Insomnio. «Conozco todas las telarañas de mi habitación»

1. M. F. Pengo, C. H. Won, G. Bourjeily, «Sleep in Women Across the Life Span», *Chest*, 154(1): 196-206, DOI: <10.1016/j.chest.2018.04.005>, julio de 2018.

2. P. Proserpio *et al.*, «Insomnia and menopause: a narrative review on mechanisms and treatments», *Climacteric: Journal of the International Menopause Society*, 23(6): 539-549, DOI: <10.1080/1 3697137.2020.1799973>, diciembre de 2020.

3. J. A. Dopheide, «Insomnia overview: epidemiology, pathophysiology, diagnosis, and monitoring, and nonpharmacologic therapy», *The American Journal of Managed Care*, 26(4 Suppl): S76-S84, DOI: <10.37765/ajmc.2020.42769>, marzo de 2020.

4. M. S. Hunter, «Cognitive behavioral therapy for menopausal symptoms», *Climacteric: Journal of the International Menopause Society*, 24(1): 51-56, DOI: <10.1080/13697137.2020.1777965>, 6 de julio de 2020.

5. M. Zhao *et al.*, «The Effects of Dietary Nutrition on Sleep and Sleep Disorders», *Mediators of Inflammation*, 3142874, DOI: <10.1155/2020/3142874>, 25 de junio de 2020.

6. J. E. Gangwisch *et al.*, «High glycemic index and glycemic load diets as risk factors for insomnia: analyses from the Women's Health Initiative», *The American Journal of Clinical Nutrition*, 111(2): 429-439, DOI: <10.1093/ajcn/nqz275>, 1 de febrero de 2020.

7. *Ibid.*

8. Zhao *et al.*, *op. cit.*

9. Gangwisch *et al.*, *op. cit.*

10. Zhao *et al.*, *op. cit.*

11. *Ibid.*

12. *Ibid.*

13. P. Y. Yang, *et al.*, «Exercise training improves sleep quality in middle-aged and older adults with sleep problems: a systematic

review», *Journal of Physiotherapy*, 58(3): 157-163, DOI: <10.1016/S1836-9553(12)70106-6>, 2012.

14. A. Kovacevic *et al.*, «The effect of resistance exercise on sleep: A systematic review of randomized controlled trials», *Sleep Medicine Reviews*, 39: 52-68, DOI: <10.1016/j.smrv.2017.07.002>, junio de 2018.

15. K. J. Reid *et al.*, «Aerobic exercise improves self-reported sleep and quality of life in older adults with insomnia», *Sleep Medicine*, 11(9): 934-940, DOI: <10.1016/j.sleep.2010.04.014>, octubre de 2010.

16. K. C. Vitale *et al.*, «Sleep Hygiene for Optimizing Recovery in Athletes: Review and Recommendations», *International Journal of Sports Medicine*, 40(8): 535-543, DOI: <10.1055/a-0905-3103>, agosto de 2019.

17. PDQ Supportive and Palliative Care Editorial Board, «Hot Flashes and Night Sweats (PDQ®): Health Professional Version», *PDQ Cancer Information Summaries*, National Cancer Institute (EE. UU.), 27 de julio de 2021.

18. *Ibid.*

19. R. Kargozar, H. Azizi, R. Salari, «A review of effective herbal medicines in controlling menopausal symptoms», *Electronic Physician Journal*, 9(11): 5826-5833, DOI: <10.19082/5826>, 25 de noviembre de 2017.

20. M. Fernández-Rodríguez, I. Rodríguez-Legorburu, M. I. López-Ibor Alcocer, «Nutritional supplements in Anxiety Disorder», *Actas Españolas de Psiquiatría*, 45(suplemento): 1-7, <https://pubmed.ncbi.nlm.nih.gov/29171640/>, septiembre de 2017.

21. Zhao *et al.*, *op. cit.*

22. C. Gottesmann, «GABA mechanisms and sleep», *Neuroscience*, 111(2): 231-239, DOI: <10.1016/s0306-4522(02)00034-9>, 2002.

23. O. Bruni *et al.*, «Herbal Remedies and Their Possible Effect on the GABAergic System and Sleep», *Nutrients*, 13(2): 530, DOI: <10.3390/nu13020530>, 6 de febrero de 2021.

24. B. Abbasi, *et al.*, «The effect of magnesium supplementation on primary insomnia in elderly: A double-blind placebo-controlled clinical trial», *Journal of Research in Medical Sciences: the official journal of Isfahan University of Medical Sciences*, 17(12): 1161-1169, <https://www.ncbi.nlm.nih.gov/pmc/articles/PMC3703169/>, diciembre de 2012 .

25. T. C. Birdsall, «5-Hydroxytryptophan: a clinically effective serotonin precursor», *Alternative Medicine Review: a Journal of Clinical Therapeutic*, 3(4): 271-280, <https://pubmed.ncbi.nlm.nih.gov/9727088/>, agosto de 1998.

26. K. L. Cheah *et al.*, «Effect of Ashwagandha (*Withania somnifera*) extract on sleep: A systematic review and meta-analysis», *Plos One*, 16(9): e0257843, DOI: <10.1371/journal.pone.0257843>, 24 de septiembre de 2021.

27. J. Salve *et al.*, «Adaptogenic and Anxiolytic Effects of Ashwagandha Root Extract in Healthy Adults: A Double-blind, Randomized, Placebo-controlled Clinical Study», *Cureus*, 11(12): e6466, DOI: <10.7759/cureus.6466>, 25 de diciembre de 2019.

28. D. Langade *et al.*, «Efficacy and Safety of Ashwagandha (*Withania somnifera*) Root Extract in Insomnia and Anxiety: A Double-blind, Randomized, Placebo-controlled Study», *Cureus*, 11(9): e5797, DOI: <10.7759/cureus.5797>, 28 de septiembre de 2019.

29. D. Langade *et al.*, «Clinical evaluation of the pharmacological impact of ashwagandha root extract on sleep in healthy volunteers and insomnia patients: A double-blind, randomized, parallel-group, placebo-controlled study», *Journal of Ethnopharmacology*, 264, 113276, DOI: <10.1016/j.jep.2020.113276>, 10 de enero de 2021.

30. Y. F. Hao *et al.*, «Targets and underlying mechanisms related to the sedative and hypnotic activities of saponins from *Rhodiola rosea* L. (*crassulaceae*)», *Food & function*, 12(21): 10589-10601, DOI: <10.1039/d1fo01178b>, 11 de septiembre de 2021.

31. G. Djokic *et al.*, «The Effects of Magnesium - Melatonin - Vit B Complex Supplementation in Treatment of Insomnia», *Open*

access Macedonian Journal of Medical Sciences, 7(18): 3101-3105, DOI: <10.3889/oamjms.2019.771>, 30 de agosto de 2019.

32. H. Xu *et al.*, «Efficacy of melatonin for sleep disturbance in middle-aged primary insomnia: a double-blind, randomized clinical trial», *Sleep Medicine*, 76: 113-119, DOI: <10.1016/j.sleep. 2020.10.018>, diciembre de 2020.

33. A. G. Wade *et al.*, «Nightly treatment of primary insomnia with prolonged release melatonin for 6 months: a randomized placebo-controlled trial on age and endogenous melatonin as predictors of efficacy and safety», *BMC Medicine*, 8: 51, DOI: <10.1186/1741-7015-8-51>, 16 de agosto de 2010.

10. Cardio. «No entiendo por qué estoy tan blandita, hago cardio cada día»

1. D. McCarthy, A. Berg, «Weight Loss Strategies and the Risk of Skeletal Muscle Mass Loss», *Nutrients*, 13(7): 2473, DOI: <10.3390/nu13072473>, 20 de julio de 2021.

2. *Ibid.*

3. D. Agostini *et al.*, «Muscle and Bone Health in Postmenopausal Women: Role of Protein and Vitamin D Supplementation Combined with Exercise Training», *Nutrients*, 10(8): 1103, DOI: <10.3390/nu10081103>, 16 de agosto de 2018.

4. M. L. Maltais, J. Desroches, I. J. Dionne, «Changes in muscle mass and strength after menopause», *Journal of Musculoskeletal & Neuronal Interactions*, 9(4): 186-197, <https://pubmed.ncbi.nlm. nih.gov/19949277/>, octubre-diciembre de 2009.

5. McCarthy, Berg, *op. cit.*

6. F. Maillard, *et al.*, «High-intensity interval training reduces abdominal fat mass in postmenopausal women with type 2 diabetes», *Diabetes & Metabolism*, 42(6): 433-441, DOI: <10.1016/j.dia bet.2016.07.031>, diciembre de 2016.

7. C. Weyh, K. Krüger, B. Strasser, «Physical Activity and Diet

Shape the Immune System during Aging», *Nutrients*, 12(3): 622, DOI: <10.3390/nu12030622>, 28 de febrero de 2020.

8. *Ibid.*

9. *Ibid.*

10. *Ibid.*

11. Agostini *et al.*, *op. cit.*

12. A. E. Smith-Ryan, *et al.*, «Creatine Supplementation in Women's Health: A Lifespan Perspective», *Nutrients*, 13(3): 877, DOI: <10.3390/nu13030877>, 8 de marzo de 2021.

13. Agostini *et al.*, *op. cit.*

11. Osteoporosis. «Me siento frágil y patosa»

1. R. M. Daly *et al.*, «Exercise for the prevention of osteoporosis in postmenopausal women: an evidence-based guide to the optimal prescription», *Brazilian Journal of Physical Therapy*, 23(2): 170-180, DOI: <10.1016/j.bjpt.2018.11.011>, marzo-abril de 2019.

2. A. Muñoz-Garach, B. García-Fontana, M. Muñoz-Torres, «Nutrients and Dietary Patterns Related to Osteoporosis», *Nutrients*, 12(7): 1986, DOI: <10.3390/nu12071986>, 3 de julio de 2020.

3. S. K. Papadopoulou *et al.*, «Exercise and Nutrition Impact on Osteoporosis and Sarcopenia-The Incidence of Osteosarcopenia: A Narrative Review«, *Nutrients*, 13(12): 4499, DOI: <10.3390/nu13124499>, 16 de diciembre de 2021.

4. Daly *et al.*, *op. cit.*

5. Papadopoulou *et al.*, *op. cit.*

6. C. J. Rosen, «The Epidemiology and Pathogenesis of Osteoporosis», en K. R. Feingold *et al.* (Eds.), *Endotext*, MDText.com, Inc, <https://pubmed.ncbi.nlm.nih.gov/25905357/>, 21 de junio de 2020.

7. Daly *et al.*, *op. cit.*

8. R. Ortega *et al.*, «Nutrición en la prevención y el control de

la osteoporosis», *Nutrición Hospitalaria*, 37(ext. 2): 63-66, DOI: <10.20960/nh.03360>, septiembre de 2020.

9. Muñoz-Garach, García-Fontana, Muñoz-Torres, *op. cit.*

10. D. Agostini *et al.*, «Muscle and Bone Health in Postmenopausal Women: Role of Protein and Vitamin D Supplementation Combined with Exercise Training», *Nutrients*, 10(8): 1103, DOI: <10.3390/nu10081103>, 16 de agosto de 2018.

11. *Ibid.*

12. C. M. Díaz, «Acción de la vitamina K sobre la salud ósea», *Revista de Osteoporosis y Metabolismo Mineral*, vol. 7, n.° 1, Madrid, DOI: <10.4321/S1889-836X2015000100008>, enero-marzo de 2015.

13. G. A. Miggiano, L. Gagliardi, «Dieta, nutrizione e salute dell'osso [Diet, nutrition, and bone health]», *Clinica Terapeutica*, 156(1-2): 47-56, <https://pubmed.ncbi.nlm.nih.gov/16080661/>, enero-abril de 2005.

14. *Ibid.*

15. A. E. Ratajczak *et al.*, «Milk and Dairy Products: Good or Bad for Human Bone? Practical Dietary Recommendations for the Prevention and Management of Osteoporosis», *Nutrients*, 13(4): 1329, DOI: <10.3390/nu13041329>, 17 de abril de 2021.

16. R. Rizzoli, E. Biver, T. C. Brennan-Speranza, «Nutritional intake and bone health», *The Lancet. Diabetes & Endocrinology*, 9(9): 606-621, DOI: <10.1016/S2213-8587(21)00119-4>, septiembre de 2021.

17. C. J. Hernández, G. S. Beaupré, D. R. Carter, «A theoretical analysis of the relative influences of peak BMD, age-related bone loss and menopause on the development of osteoporosis», *Osteoporosis International*, 14: 843-847, DOI: <10.1007/s00198-003-1454-8>, octubre de 2003.

18. M. G. Benedetti *et al.*, «The Effectiveness of Physical Exercise on Bone Density in Osteoporotic Patients», *BioMed Research International*, 2018: 4840531, DOI: <10.1155/2018/4840531>, 23 de diciembre de 2018.

19. L. Pasqualini *et al.*, «Effects of a 3-month weight-bearing

and resistance exercise training on circulating osteogenic cells and bone formation markers in postmenopausal women with low bone mass», *Osteoporosis* International, 30(4): 797-806, DOI: <10.1007/s00198-019-04908-9>, abril de 2019.

20. L. D. Moreira *et al.*, «Physical exercise and osteoporosis: effects of different types of exercises on bone and physical function of postmenopausal women», *Arquivos Brasileiros de Endocrinologia & Metabologia*, 58(5): 514-522, DOI: <10.1590/0004-27300 00003374>, julio de 2014.

21. K. L. Troy *et al.*, «Exercise Early and Often: Effects of Physical Activity and Exercise on Women's Bone Health», *International Journal of Environmental Research and Public Health*, 15(5): 878, DOI: <10.3390/ijerph15050878>, 28 de abril de 2018.

22. S. L. Watson *et al.*, «High-Intensity Resistance and Impact Training Improves Bone Mineral Density and Physical Function in Postmenopausal Women with Osteopenia and Osteoporosis: The LIFTMOR Randomized Controlled Trial», *Journal of Bone and Mineral Research*, 33(2): 211-220, DOI: <10.1002/jbmr.3284>, 4 de octubre de 2017.

23. D. S. Anupama *et al.*, «Effect of exercise on bone mineral density and quality of life among postmenopausal women with osteoporosis without fracture: A systematic review», *International Journal of Orthopaedic and Trauma Nursing*, 39: 100796, DOI: <10.1016/j.ijotn.2020.100796>, noviembre de 2020.